MANUEL DES GOUTTEUX,

OU

DISSERTATION MÉDICALE *SUR L'ARTHRITE*, OU LA GOUTTE,

Contenant les vrais moyens de la reconnoître d'avec le rhumatisme et de s'en garantir, d'après les leçons de Max. Stoll, professeur de clinique interne en l'université de Vienne en Autriche, soutenu par André Szoots, de Transylvanie ; augmenté de notes et réflexions pratiques tirées de Vogel, Lentin, etc. le tout traduit du Latin, Allemand et Anglais,

Par le citoyen B. Dutilleul,

Médecin à Lille, Département du Nord.

Indocti discant, ament meminisse periti.

A PARIS,

CHEZ LES PRINCIPAUX LIBRAIRES.

An XI. 1802.

NOMMÉMENT

Les frères LEVRAULT, quai Malaquais, coin de la rue des Augustins.

MÉQUIGNON l'aîné, rue de l'Ecole de médecine.

GABON et compagnie, près de l'Ecole de médecine.

Sous la sauve-garde des Lois, et conformément à celle du 19 Juillet 1793, j'ai déposé à la bibliothéque nationale, deux exemplaires de la présente traduction, et je n'en reconnois de véritables que ceux signés.

AU STOLL FRANÇAIS,

Le citoyen J. N. CORVISART, médecin du Gouvernement, professeur de clinique interne à l'école de Paris, professeur de médecine au Collége de France, médecin de l'hospice de l'unité.

La vraie philantropie reconnoissante.

B. DUTILLEUL.

PRÉFACE

DU TRADUCTEUR.

Ce n'est pas une production nouvelle que je présente à l'indulgence du public, c'est une traduction, c'est un rapprochement encore nouveau, peut-être pour beaucoup, propre à fixer les idées; au moins chez les jeunes praticiens et tous ceux qu'un intérêt personnel peut porter à vouloir sonder la profondeur de nos connoissances actuelles, sur une maladie maintenant si commune et souvent si funeste! Ce Protée, par ces métamorphoses, échappe encore tous les jours aux yeux les plus clair-voyans. Heureux, si à l'ombre des noms si justement célèbres dont j'aime à me couvrir, j'ai pu contribuer en quelque chose au bien public, en répandant le signalement de ce traître, en découvrant la profondeur de l'abyme qu'il a coutume de joncher de fleurs.

B. DUTILLEUL, médecin.

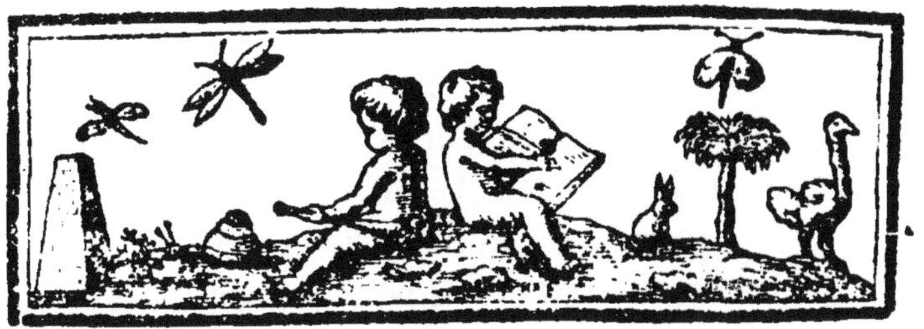

MANUEL DES GOUTTEUX,

OU DISSERTATION MÉDICALE *SUR L'ARTHRITE*, OU LA GOUTTE.

CHAPITRE PREMIER.

De l'arthrite et ses Divisions.

EN général, l'arthrite (1) est une douleur périodique qui attaque sur-tout les articulations des pieds et des mains; elle est

Note du traducteur. (1) A l'exemple de CULLEN, *gen.* 23, on entend ici sous ce nom la goutte dans le sens le plus général. Voy. ci-après notes et réflexions relatives à l'arthrite.

précédée de quelqu'affection de l'estomac ; on la divise, d'après son origine :

1°. En héréditaire, elle passe souvent des parens même aux arrières petits-fils ; en acquise ; on la contracte après la naissance.

2°. D'après la partie affectée ; en podagre, chiragre, péchiagre, onagre, *humerum*, ischiagre, *lombaginum*, selon que la douleur affecte les pieds, les mains, le coude, l'épaule, le genou, la hanche ou les lombes.

3°. D'après son type, on la divise, en régulière, si elle revient à certains temps marqués et occupe les articulations ; en anomale si elle revient sans aucun période fixe et sans ordre, et qu'elle attaque le tronc, ou selon d'autres, quand elle attaque tantôt telle et telle partie, tantôt telle ou telle autre, et que la nature appelle l'art à son secours pour parvenir à son but, et ne laisser au malade aucune lésion organique (1).

4°. En fixe ; elle n'abandonne pas aisément le siége qu'elle a une fois choisi ; en vague, tantôt c'est une partie qu'elle occupe et tantôt c'est une autre, et bientôt elle abandonne celle-ci pour passer encore à une autre.

---

(1) GRANT, observations sur les maladies chroniques, première partie.

5°. En évidente, quand elle se produit sous forme ordinaire; douleurs aux articulations, et en masquée, si elle se cache sous des couleurs étrangères.

6°. Elle est avec ou sans fièvre; dans le premier cas, elle se subdivise en inflammatoire, bilieuse, pituiteuse et putride, selon les différens caractères de cette fièvre.

7°. Elle est remontée, lorsque s'étant déjà manifesté sous sa forme régulière, elle est forcée, soit par un traitement mal entendu, soit par d'autres circonstances, à rentrer dans le sang (événement varié) car, ou elle se jette sur le tronc (effet très-ordinaire) et y produit des maladies très-différentes, selon la différence des parties où elle se jette, ou elle circule avec le sang sans se déposer, et excite alors une fièvre très-violente qui étouffe les forces de la nature (mort inopinée) où enfin elle est expulsée du corps sans grande secousse; c'est de toutes la terminaison la plus rare.

8°. On la divise encore en vraie; elle provient de la matière arthritique accumulée dans la lymphe, et son type sera le sujet du chapitre suivant. En scorbutique, elle tire son origine de l'acrimonie scorbutique; ses caractères distinctifs sont les symptômes du scorbut; la cure s'en opère par les anti-scorbutiques. En vénérienne, connue par ses signes, son traitement est celui de la maladie qu'ils désignent; en scrofuleuse, si elle doit son origine à l'acrimonie scrofuleuse; les signes des scrofules déterminent les anti-scrofuleux.

9°. En simple, elle n'est accompagnée d'aucune autre maladie. En compliquée; ses complications sont variées; c'est ce qui paroîtra par le chapitre XII.

CHAPITRE II.

De l'arthrite vraie (genuina) *son type, son siége; de ses affinités, ses causes, de sa différence d'avec le rhumatisme.*

L'Arthrite proprement dite est une maladie très-ancienne; elle a été observée de tout temps (1): elle est plus fréquente dans les villes, parmi les amis de la table, les personnes oisives ou chargées d'affaires importantes, les courtisans, les marchands qui vivent dans l'opulence, entre l'espérence et la crainte: elle aime les plages septentrionales plus que les australes, les lieux bas, humides et froids; elle n'épargne aucun âge, mais c'est chez l'adulte, au dé-

(1) *Areteus capadox lib. ij. cap. 2. Galenn. de naturá hom. comment ij. ad hipp. paul æginetа lib. iij. cap. 78.*

clin de l'âge qu'elle se rencontre le plus souvent; aucun sexe, mais l'homme y est plus sujet parce qu'il est plus exposé à l'influence de ses causes, etc. Elle est souvent sporadique, souvent épidémique, et même stationnaire; car suivant l'observation du professeur, pour moi toujours vénérable, le célèbre M. STOLL, au mois de Septembre 1782, commença une épidémie arthritique qui n'est pas encore finie jusqu'ici; (87, 88) elle marche d'un pas égal avec la fièvre bilieuse, bilieuse-putride, *pituitoso-putride.*

La cause prochaine de l'arthrite est dans les humeurs, une acrimonie particulière, acompagnée de viscosité (1) dépendante de la part du sang, d'une défécation arrêtée; de la part des solides vasculeux, d'un défaut d'élaboration convenable des substances alimenteuses par défaut d'énergie suffisante, (2) ou si vous voulez, pour détermi-

---

(1) *Ill L. B. van Swieten T. iv. in aphor. herm Boerrh. ad* § 1263.

N. T. (2) Ici semble se rapporter le sentiment de William-Peter Whyte, *observations on de nature causes, prevention and cure of gout. Lond.* 1802. Selon lui la cause matérielle de la goutte semble consister dans une modification ou combinaison chimique particulière dans les fluides animaux, elle s'accumule et se concrète quelquefois dans le corps humain de manière à produire les désordres variés qui en sont la suite. Voyez sur-tout ci-après réflexions pratiques.

ner avec plus de précision, d'aprés le trés-célèbre STOLL, notre professeur, que je ne saurois jamais assez vénérer, la cause prochaine de la goutte sera une humeur biliforme ou atrabilaire accumulée dans le sang, avec irritabilité augmentée de la part des solides : enfin cette acrimonie quelle qu'elle soit circule avec le sang jusqu'à ce que par sa masse ou son exaltation, elle excite une fièvre de dépuration appellée fièvre goutteuse ou arthritique si vous voulez; cette fièvre élabore, sépàre de la masse totale des fluides cette humeur biliforme pour la rejeter au dehors, partie par les sueurs, partie par les urines, partie par les selles et partie enfin sur les articulations où elle produit la podagre, la chiragre, etc.

Les causes éloignées prédisposantes sont la naissance de parens arthritiques, l'âge ou moyen, ou au déclin, le sexe masculin, le tempérament atrabilaire, mélancolique (1).

Les excitantes, par rapport aux alimens; l'abondance, une nourriture trop animale, trop chargée de parties graisseuses et huileuses, tirée des animaux domestiques, engraissés dans les étables, les alimens indi-

(1) Voyez et comparez ceci aux réflexions pratiques tirées de Lentin, article premier et suivans, sur l'arthrite.

gestes quels qu'ils soient, ceux mêmes qui sont de facile digestion, s'ils ne sont pas proportionnés aux exercices du corps, l'abus des liqueurs fermentées et spiritueuses. Par rapport aux exercices, la vie sédentaire, la négligence des exercices ordinaires, l'excès de soins, la jouissance prématurée ou excessive des plaisirs de l'amour, l'application à l'étude poussée trop loin, la nuit sur-tout, ou reprise trop tôt après les repas, la tristesse, la crainte, etc. Par rapport aux excrétions, la suppression ou la diminution de toutes les excrétions destinées à dépurer le sang, sur-tout de la transpiration; influence externe, l'habitation dans des lieux bas, marécageux, froids; l'air humide.

Avant d'en venir à la description de l'arthrite, il ne sera pas inutile de dire un mot de son affinité avec la fièvre bilieuse et les autres maladies tant bilieuses que pituiteuses. Elle paroît, d'après les observations suivantes, en ce que, 1°. l'arthrite règne en même-temps que les maladies bilieuses et pituiteuses; 2°. le premier état de la fièvre arthritique a tant d'analogie avec celui de la fièvre bilieuse, qu'il n'est pas facile de distinguer l'un de l'autre; car comme la fièvre bilieuse, la fièvre arthritique est continue rémittente, les symptômes en sont les mêmes; c'est l'anorexie, un sentiment de poids vers l'estomac, la cardialgie, l'amertume de la bouche, en général le goût de bile. 3°. La fièvre bilieuse par un traitement mal entendu, dégénère en arthrite; 4°. la fièvre intermitente billeuse trop promptement arrêtée par l'usage du quinquina, dégénère en arthrite difficile et de longue durée. 5° La fièvre bilieuse continue ou rémittente qui succède à l'arthrite la guérit, si elle est bien traitée. De toutes ces données, l'on peut conclure que la fièvre bilieuse et arthritique tirent leur origine de la même cause, je veux dire d'une humeur biliforme, et que cette humeur produit diverses maladies qui ne diffèrent entr'elles que quand à la forme, selon la différence de la partie affectée; différence cependant, qui peut appeller dans le traitement quelque secours particuliers, selon que la nature dirige ses efforts critiques vers telle ou telle autre partie, telle ou telle autre voie (1).

D'aprés ce que nous venons de dire, il est aussi évident, 1°. que l'arthrite n'est point contagieuse, à moins de reconnoître comme telle la fièvre bilieuse (2).

N. T. (1) Dans ces cas les crises sont souvent partielles, et affectent aussi le plus souvent des voies toutes différentes; des sueurs, des crachats, des urines, des selles, des dépôts portent tour à tour de l'empreinte critique.

N. T. (2) Si toute fièvre bilieuse n'est pas contagieuse, n'en est-il pas qui le soit? De la part d'un

2°. Que l'arthrite régulière, la podagre régulière, par exemple, préserve des maladies bilieuses, tant avec que sans fièvre; car elle sert à débarrasser le sang de la matière biliforme qui leur donne naissance.

Les siéges de l'arthrite dans sa forme régulière, sont les ligamens des articulations; les membranes qui enveloppent les cartilages; est-elle irrégulière, toutes les parties du tronc peuvent lui servir de siége, mais surtout les membranes destinées à la sécrétion du mucus, l'estomac, par exemple, les intestins, les voies urinaires, les poumons, le cerveau, etc. etc.

L'examen du siége et des affinités de l'arthrite conduit assez naturellement à celui de sa différence d'avec le rhumatisme. Souvent, et non sans grand danger, l'arthrite se présente sous les couleurs du rhumatisme; douleur, caleur forte, pouls plein, fort, dur comme dans les maladies inflammatoires, souvent même plus dur encore, sont symptômes communs; c'est le propre de l'arthrite, même sans fièvre, de présenter un pouls tendu et dur, selon ce que nous a

---

même miasme, un degré d'activité plus ou moins haut; de la part des sujets, une susceptibilité, une unisson plus ou moins grande, peuvent certainement apporter ici des différences considérables. Voy. ci-après réflexions pratiques de Lentin.

fort souvent fait observer au lit des malades, notre professeur le célèbre M. STOLL, cet observateur à jamais vénérable. Dans ce danger, il en est qui pour se décider ont recours au siége du mal, ils prétendent que l'arthrite fixe son siége aux ligamens des articulations, le rhumatisme à la gaîne des muscles; mais cette distinction qui est plus de théorie que de pratique, est certainement insuffisante. En conséquence, veut-on éviter l'erreur? .... Que les circonstances suivantes soient la boussole des praticiens: le malade est-il sujet à l'arthrite? A-t-elle coutume de revenir à l'époque en question? A-t-il paru quelques signes avant-coureurs qui aient pu indiquer un paroxisme arthritique? Ces signes avant-coureurs se sont-ils mitigés avant que la maladie présente se fut fixé un siége? Ont-ils été suivi d'un appétit vorace (1)?

Si ces circonstances sont univoques, n'hésitez plus, prononcez, c'est l'arthrite; et si elle occupe les extrémités, gardez-vous de la saignée. Si au contraire la douleur occupe quelque partie interne, si elle est continuelle, véhémente, sans rémission, avec les symptômes d'une vraie inflammation, saignez, employez le régime anti-phlogistique,

N. T. (1) Plusieurs fois j'ai vérifié par mon expérience propre, l'importance de ces observations.

jusqu'à ce qu'elle soit attirée au-dehors par tous les moyens possibles.

Mais si la maladie en question vient de transpiration arrêtée, sans qu'il paroisse d'autre cause d'arthrite, sans le concours des circonstances dont nous venons de faire l'énumération, regardez-là comme rhumatismale. Cette distinction est importante et vraiment pratique, car dans le rhumatisme, malgré la douleur des extrémités, si le pouls est plein, fort, dur et la chaleur considérable, la saignée sera indiquée, avantageuse au malade; mais dans l'arthrite, la saignée aura des suites fâcheuses, et la rendra irrégulière de régulière qu'elle étoit (1).

L'arthrite régulière et simple, telle qu'elle a coutume d'attaquer l'adulte, nous servira d'exemple pour la présenter dans sa forme régulière; c'est ce que nous entendrons sous le nom de goutte régulière.

CHAPITRE III.

Description de la goutte régulière, sa cure.

DAns la description de la goutte régulière, nous en exposerons 1°. les symptômes

N. T. (1) Pour plus de jour encore, voyez ci-après les caractères si différens qui distinguent ces maladies, d'après Vogel et Lentin.

précurseurs, 2°. les symptômes qui en accompagnent le paroxisme déjà présent.

Symptômes précurseur de la goutte : 1°. vers la fin de Janvier ou le commencement de Février, l'on se plaint de cardialgie, l'appétit est bon, il y a même de la voracité ; les uns se plaignent d'avoir l'estomac comme baigné dans l'eau, les autres se plaignent de crudités bilieuses, d'un goût austère comme s'ils avoient avalé de l'encre (1), les autres éprouvent pendant plusieurs jours, plusieurs semaines, un refoulement pituiteux (*glutinosum spontaneum*) d'autres de la flalulence; des vents s'échappent par haut et par bas ; ils éprouvent un sentiment de pesanteur et de plénitude par-tout le corps, le sommeil répare moins, la voracité se joint à la crudité, de sorte qu'à cette voracité on peut découvrir le caractère arthrique de sa compagne, et la distinguer de la crudité propre à la fièvre bilieuse qu'accompagne l'anorexie, le défaut d'appétit : l'on apperçoit un surcroit d'irritabilité, une grande mobilité d'esprit, une pente plus grande aux exercices accoutumés ; dans ce temps les gens de lettres ont plus de pénétration, les libertins plus de désirs vers l'objet de leurs passions, etc. 2°. Peu de jours avant le paroxisme, il paroît dans les cuisses

---

N. T. (1) Voy. réflex. pratiq. arthrite, art. ij.

et les jambes une sorte de torpeur, d'engourdissement et de stupeur passagère, un sentiment de poids sur les cuisses, des spasmes et des crampes aux jambes. 3°. Le jour qui précède le paroxisme, les malades se réjouissent de la cessation entière ou au moins d'une diminution considérable de tous ces symptômes, l'appétit redevient plus vorace que jamais loin d'être naturel; ils se félicitent d'une gaieté extraordinaire et d'une agilité dont ils ne conçoivent pas la cause (1).

Symptômes du paroxisme présent, du premier état, dit febrile : 1°. les symptômes précurceurs l'ont annoncé. 2°. Le soir de leur disparution le malade s'endort comme dans l'état de santé; vers deux heures la nuit, un frisson le saisit, il paroît de la douleur vers le gros doigt de pied, le calcaneum ou les jambes, etc. Il s'allume une fièvre continue qui augmente avec la douleur jusque vers deux heures la nuit suivante : après vingt-quatre heures elle diminue;

---

(1) Les symptômes mentionnés no. 1, indiquent le transport, la métastase prochaine de la matière arthritique atrabilaire vers quelque partie. Ceux no. 2 indiquent la partie menacée du dépôt. Ceux no. 3 indiquent qu'il s'en est opéré une coction partielle, et qu'il s'en suivra bientôt une évacuation critique. C'est l'observation de Graut, célèbre médecin anglais, dans son traité excellent intitulé : observations sur les maladies chroniques, première partie, p. 122.

il suit une crise par la sueur, les urines et un dépôt au pied sous forme d'érésipèle; il se confond souvent avec le vrai, et cette confusion donne lieu aux plus fâcheuses conséquences. Il est donc important d'exposer leurs caractères distinctifs : dans l'érésipèle arthritique, le rouge est plus clair, la tumeur est moins considérable, il est plus luisant, la douleur est plus forte, elle est souvent si cruelle qu'elle épuise pour ainsi dire la patience la plus héroïque. Avant cette crise, le malade tourmenté jusque-là par l'insomnie, la partie souffrante toujours en mouvement, toujours cherchant une position moins cruelle, obtient enfin le repos et le sommeil tant désiré; cet état dure environ cinq heures, à son réveil, il se sent restauré, tous les symptômes sont mitigés, souvent même le feu général de la fièvre a disparu, il s'est confiné dans la partie souffrante.

La crise par les sueurs, les urines et le dépôt au pied : cette crise qui paroît vingt-quatre heures après le premier accès de la fièvre, n'est que partielle, elle ne dissipe que cette partie de la matière arthritique dont la coction s'est opéré au moyen de la fièvre, le reste est encore enveloppé et mêlé dans le sang, c'est à un nouvel accès à l'en débarrasser, après en avoir opéré la dépuration; ainsi après une rémission de vingt-quatre heures commence une exacerbation nouvelle, qui est suivie ensuite d'une autre rémission, d'une autre crise, selon l'ordre indiqué plus haut. Semblable exacerbation reparoît de deux jours l'un; jusqu'à ce que la matière arthritique se trouve dissipée en totalité, ou au moins dans sa plus grande partie; alors la tumeur, le gonflement érésipélateux du pied fait place à une santé parfaite, elle continue six mois, un, deux ans même, jusqu'à ce qu'il se soit accumulé une masse arthritique nouvelle, matière de dépuration et de crises semblables.

Tel est le cours le plus ordinaire de la fièvre arthritique. Elle ne reste cependant pas toujours asservie à cette même marche, car elle a souvent chaque jour une exacerbation nouvelle, alternativement plus forte, de manière à représenter le type de l'hémétriée (1), quelquefois de la double; tierce tel est alors son cours : comme dans le cas précédent elle commence la nuit vers deux heures; bientôt elle se relâche à mesure que le jour avance; vers quatre heures après-midi elle redouble de nouveau et ainsi de suite. D'autres fois la fièvre arthritique ressemble à la quarte, etc. mais il est

N. T. (1) Fièvre composée d'une tierce intermitente et d'une quotidienne continue; elle a un redoublement le premier jour et deux le second.

à remarquer que la douleur ne cesse pas, malgré l'intermission de la fièvre.

Le paroxisme général se compose de plusieurs paroxismes particuliers; par exemple, la goutte dans ses premières visites, chez les sujets forts et robustes, accompagnée de la première espèce de fièvre arthritique, se termine au bout de sept paroxismes particuliers, de sorte que le paroxisme général ne dépasse pas quatorze jours : mais si le malade se comporte imprudemment dans l'espace intermédiaire, le paroxisme suivant sera composé de quatorze paroxismes particuliers ; la nature alors ne peut opérer en moins de temps la dépuration et la crise de la masse de matrière athritique, renforcée par l'effet d'une mauvaise conduite; une même conduite appelle les mêmes résultats : peu à peu les paroxismes particuliers se montent au nombre de vingt et un, c'est-à-dire, à quarante-deux jours; et si dans les intervalles le podagre continue par son intempérence à se livrer à l'influence des causes excitantes, dans l'espace de deux ans, le paroxisme universel montera à vingt-huit paroxismes partiels, je veux dire à cinquante-six jours. Ces observations modernes s'accordent avec celles de Syndenham : « dans un âge avancé, dit-il, » chez ceux qui ont déjà souvent été attaqués » de la goutte, l'attaque dure deux mois; mais

» dans les sujets déjà affoiblis par les années » ou par quelque maladie de longue durée, » elle ne lâche point prise qu'elle ne soit chassée par les chaleurs d'un été déjà avancé. » La goutte reparoît au printemps et en automne (1).

La cure de la goutte régulière est différente selon ses différens états. Ainsi la présence des signes avant-coureurs, l'invasion prochaine du paroxisme, le paroxisme, le temps intermédiaire des paroxismes sont autant d'états qui demandent chacun une méthode différente.

A la présence des signes précurseurs du paroxisme, l'indication est d'aider la nature dans les efforts qu'elle doit faire pour produire une fièvre de dépuration capable d'opérer la coction et la crise de la matière arthritique.

C'est ce qui se fait, 1°. en évitant les défaut dans l'usage des six choses appellées non naturelles, sur-tout pour ce qui regarde la diète, le sommeil, l'exercice du corps; en évitant les substances grasses, butyreuses, tout ce qui est indigeste. Il faut que les alimens soient de facile digestion, contraires à la bile, que tous les couloirs du corps soient ouverts; ainsi s'il se rencontre quelques signes de turgescence saburrale vers le haut, l'on

(1) Voyez-en la raison dans Syndenham.

peut donner un doux vomitif, l'on doit tenir le ventre libre par de légers laxatifs; nous conseillerions, par exemple, le soir, l'électuaire lénitif sulfuré, ou quelques grains de rhubarbe à prendre avant le repas, avec une diète convenable; il faut que les vêtemens soient plus épais et plus chauds que de coutume.

2°. S'il s'agit de personnes foibles, il faut en outre observer les règles suivantes : conseiller un peu plus de vin que de coutume après le dîner, l'on peut même en ajouter un peu à tous leurs alimens liquides; pour remède on peut donner quelques cardiaques, quelques amers. Le vin martial nous paroît excellent pour cette fin; il convient d'épicer leurs alimens avec le poivre, l'ail, etc.

3°. Aussitôt que les symptômes précurseurs d'anorexie ont fait place à un appétit redevenu plus vorace, je regarde la goutte comme prochaine; alors, abandonnant toute espèce de remède, je m'efforcerai d'aider l'effort de la nature, par une chaleur douce, par des fomentations, des cataplasmes émolliens aux extrêmités; le soir au lieu du souper, je leur donnerai du petit lait au vin avec de la crême d'orge aussi au vin.

Avant de proposer notre méthode curative par rapport au paroxisme de la goutte, nous le considérerons dans deux états différens, je veux dire dans le premier état,

état de crudité, dans le second état, état de coction ou de crise.

La cure, dans le premier état, cet état de crudité où la nature au moyen d'efforts fébriles dépuratoires, est occupée à la coction, la séparation et l'expulsion de l'humeur atrabilaire ou arthritique s'opère par le repos, une diète légère anti-bilieuse, par les apéritifs, les laxatifs les plus doux, par exemple, le rob de sureau avec le nitre. Il faut tenir tous les couloirs ouvers, prévenir toutes les causes de maladies, éviter les saignées déplacées. Gardez-vous bien de vous laisser séduire par la dureté du pouls et la chaleur dont se plaint un malade sujet à la goutte, et de le laisser saigner lorsque cet état a été précédé des signes précurseurs d'un paroxisme prochain; évitez tous les purgatifs qui puissent agiter et troubler; la manne, le tamarin et autres semblables, sont les seuls qu'on puisse alors employer pour nettoyer les premières voies.

Dans le second état du paroxisme, lorsque la fièvre tombante, la crise partielle commence à paroître de la manière que nous avons exposée plus haut, je veux dire, 1°. par une légère moiteur de toute la peau, de cinq heures environ. 2°. Par des urines bilieuses, d'abord troubles et blanchâtres, bientôt sédimenteuses; par un dépôt blanchâtre, briqueté comme dans les maladies du foie. 3°. Par une métastase au pied sous forme d'érésipèle. 4°. Par une métastase dans les cavités du ventricule et du canal intestinal; car, vers la fin de chaque exacerbation, la bouche devient amère, il paroît une turgescence pituiteuse. Alors l'indication est de :

1°. Favoriser la crise et l'aider, 1°. par les moyens les plus doux si elle paroît insuffisante, sans l'arracher cependant à la nature. 2°. La lui remettre entièrement si elle est modérée, en se contentant de lui fournir quelque véhicule convenable. 3°. La modérer si elle est trop forte.

2°. Parer aux symptômes les plus urgens.

Nous venons de dire que la première indication est de favoriser la crise, il nous reste donc à tracer la manière de le faire avec avantage.

On aidera les crises 1°. et 2°. lorsqu'elles sont peu considérables ou même modérées, car ces dernières sont aussi susceptibles de l'être, pourvu que ce soit par les moyens les plus doux.

1°. En retenant le malade au lit et suffisamment couvert, jusqu'à ce que la fièvre tombe tout à fait.

2°. En facilitant le dépôt de la goutte et en diminuant la douleur par des bains tièdes aux pieds; la nuit ou même le jour, si le malade ne pouvoit ou ne vouloit point se soumettre

soumettre aux bains, qu'on lui enveloppe les pieds de flanelle, d'une toile cirée.

3°. Qu'on lui donne tous les matins de l'électuaire lénitif sulfuré (1), à moins que le ventre se déchargeât de lui-même, ou du tamarin avec de la crême de tartre, afin de procurer issue à la matière arthritique déposée dans les premières voies avant qu'elle puisse être réabsorbée; il en est qui pour cette fin n'emploient que des lavemens, mais les laxatifs doux leur sont préférables. Cependant, d'après l'observation, il ne faut donner de tamarin qu'autant qu'il convient pour que dans les vingt-quatre heures le ventre ne se décharge que deux ou tout au plus trois fois.

4°. Le rob de sureau préparé au miel et aidé de nitre est ici convenable : car dans ce cas, cette réunion favorise doucement l'urine et la transpiration.

La diète doit être végétale, acescente, anti-bilieuse, liquide, proportionnée à la fièvre, en conséquence, un peu plus copieuse que dans le premier état du paroxisme ; le moment le plus favorable pour ces alimens c'est

(1) Tout électuaire à base de tamarin, casse, pruneaux, manne, en ajoutant des fleurs de soufre, du nitre, et même, selon le besoin, du sené en poudre, des semences d'anis, etc.

quelques heures avant le commencement du redoublement, afin que la digestion puisse être achevée lorsqu'il vient à paroître; que les boissons, quant à la force, tiennent le milieu entre le vin et l'eau, nous conseillerions, par exemple, le petit lait au vin.

Si les crises ou plutôt les évacuations étoient trop abondantes, il faudroit les modérer. Par exemple, si la sueur qui naturellement et d'ordinaire dure environ cinq heures continuoit pendant tout le temps de la rémission, et d'une manière excessive, avec soif, mal-aise, plaintes, etc. il faudroit la regarder comme symptômatique, et l'arrêter: on y parvient en faisant passer un lavement, en éloignant tout aliment stimulant, en diminuant les couvertures, en changeant de chemise, en essuyant le corps d'un linge sec, en mettant le malade sur son séant, et même en le faisant sortir du lit et l'exposant à l'air libre, si cela ne suffisoit pas. Il faudroit cependant alors lui faire bien couvrir les extrémités.

Nous avons dit que la seconde indication à remplir dans la cure du second état, étoit de prévenir les symptômes les plus urgens. Ici le symptôme urgent est une douleur souvent presqu'audessus de toute patience humaine: on y remédie par des bains de pieds tièdes, ou par la laine avec la toile cirée, en évitant avec grand soin les astringens, l'impression du froid, les huileux, etc. Par cette méthode, le redoublement diminue peu à peu, la rémission augmente, et enfin la fièvre fait place à l'intermission. Aussitôt qu'elle a lieu, il faut faire lever le malade et l'obliger à se servir de ses pieds, quoiqu'à chaque pas la douleur augmente cruellement; par ce moyen la matière arthritique vient à se résoudre, fut-elle même épaissie et durcie dans les articulations, la facilité du mouvement s'y rétablit, et fatigué par l'exercice du jour, le malade passe dans un sommeil tranquille les nuits qu'il employoit avant à rechercher un repos toujours échappé de nouveau à ses membres inquiets. Enfin, à la diminution, à la disparition des douleurs, succède bientôt le retour d'une santé parfaite. C'est alors que le sang des goutteux est le plus libre de la matière arthritique; c'est alors le temps de tenter une cure radicale; pour cette fin, il s'agit 1°. de résoudre et d'évacuer le reste de la matière arthritique, si par hasard il en restoit encore dans le sang. 2°. D'en empêcher la reproduction.

Satisfaire à la première indication est peut-être chose hors des bornes de notre pouvoir, c'est-là l'ouvrage de la nature et de la nature seule peut-être. Cependant, on peut le tenter; pour cela il faut tenir ouverts tous les couloirs, les pores sur-tout; des boissons propres à purifier le sang sans débiliter les solides, le petit lait, par exemple, la décoction de salse-pareille, de squine à nœuds (*china-radix nodos.*) de sassafras, d'après Syndenham (1), de légers aromatiques et apéritifs conviennent à cette fin.

La manière de satisfaire à la seconde indication, consiste à rendre aux vaisseaux affoiblis un degré de force convenable, afin que la digestion et la sanguification puissent se faire, que toutes les sécrétions et excrétions puissent s'opérer avec facilité. 1°. L'observation du régime anti-arthritique. 2°. L'emploi des remèdes toniques conduisent à ces fins.

Sous le nom de régime anti-arthritique vient se ranger selon nous l'usage anti-arthritique des six choses non naturelles. C'est ce que nous nous efforcerons de renfermer dans les règles suivantes.

1°. Que le régime de splendide et varié qu'il étoit par l'abondance des mets, devienne simple, tant par rapport à la quantité qu'à la qualité; il ne faut cependant pas qu'il soit trop léger, il doit être nourrissant, roborant et proportionné aux forces digestives et aux exercices: sans tomber dans

(1) *De podagra*, p. 164.

l'un ou l'autre extrême d'excès ou de défaut. Les alimens ne doivent être ni gras ni glutineux, ni farineux. Ne doivent-ils être ni piquans ni chargés d'aromate, comme le veut Syndenham (1) ?

Selon cet auteur, *les aromates n'empêchent pas, il est vrai, la coction des alimens, mais ils nuisent en ce qu'ils agitent le foyer arthritique, et servent d'appas à la gourmandise.* Quant à nous, nous pensons que s'ils ne sont que légèrement aromatisés et qu'ils ne pèchent d'ailleurs d'aucune autre manière, ils ne peuvent nuire aux goutteux, car tout aromate léger facilite leur digestion. Il leur suffit de prendre de la viande à midi, encore ne doit-elle pas être grasse; elle doit être choisie parmi les animaux qui s'exercent en plein air; elle ne doit pas être durcie par la fumée : il faut éviter les excès, et si contre la raison, on s'est laissé séduire par l'attrait d'un dîner splendide, l'on doit s'abstenir d'alimens pendant vingt-quatre heures, s'exercer le corps, et en un mot, éviter tout ce qui peut affoiblir l'estomac, et se contenter de bière légère pour tout souper.

2°. Pour ceux qui sont accoutumés au vin, il faut éviter l'eau pure et la couper de vin, car l'eau seule affoiblit les forces di-

(1) *De podagra*, p. 160

gestives ; à la longue le vin pur produit le même effet et nuit par son *stimulus*. La bière légère convient aussi le midi et le soir. Hors les repas, l'eau froide, le café, le chocolat avec ou sans crême peuvent être innocens.

3°. L'exercice du corps doit être modéré : poussé trop loin, il épuise les esprits animaux et nuit aux digestions; l'inaction ou le défaut d'exercice suffisant affoiblit et relache les ressorts de l'économie animale. Le temps propre pour l'exercice est le matin et le soir ; il doit avoir lieu tous les jours à l'air libre, n'être point poussé jusqu'à la fatigue, mais jusqu'à ce qu'il ait fortifié et commencé à exciter la sueur : entre les exercices du corps, la pêche le long des fleuves est celui qu'on estime le plus, viennent ensuite la promenade, celui du cheval, enfin et toujours, selon l'ordre de citation, la voiture, la friction : mais ces deux derniers ne sont de mise que quand le malade est trop foible pour profiter des précédens.

4°. Le sommeil ne doit pas être trop prolongé ; son siége ne doit pas être délicat, point de plumes, du crin de cheval, de la paille lui suffisent ; les goutteux doivent se mettre au lit de bonne heure et se lever matin, rien après la saignée et les purgatifs ne leur nuisent davantage que les veilles prolongées dans la nuit.

5°. Des études et méditations profondes,

sérieuses, désagréables, nocturnes sur-tout, trop voisines des repas leur sont pernicieuses, rendent les nerfs irritables, consomment les esprits animaux et affoiblissent tous les ressorts, ceux de l'estomac sur-tout. Il en est de même des soins, de la tristesse, de la crainte, etc. Des spectacles agréables, au contraire, rians, ceux sur-tout que présente à la campagne la nature dans ses beaux jours, des études amusantes, celles qui ne demandent ni méditations longues ni longue fixité dans un même lieu; la peinture, l'histoire naturelle, les antiquités, etc. sont des occupations qui leur conviennent.

6°. Les voyages dans les pays chauds, l'Italie, le midi de la France, faits plutôt en observateur qu'en méditateur. Ces voyages sont utiles, 1°. par le changement d'air, 2°. par l'exercice du corps, 3°. par le plaisir d'une variété continuelle.

7°. Il faut éviter avec soin l'excès des plaisirs de l'amour, les saignées, les purgations habituelles, etc. à moins qu'elles soient expressément indiquées.

8°. Tous les couloirs doivent êtres libres, s'il y a constipation, Grant (1) recommande le soufre le soir. Il faut entretenir la transpiration, et pour cela prémunir le corps par

(1) Observations sur les maladies chroniques, première partie, p. 114.

des vêtemens convenables contre les vicissitudes de l'air; car la transpiration arrêtée ou supprimée, est d'ordinaire de toutes les causes d'arthrite la plus fréquente. Il faut en outre exercer convenablement le corps à l'air libre, et en décrasser la superficie par des bains froids.

9°. Que les vêtemens soient plus épais que ne le demanderoit d'ailleurs la saison : les goutteux ne doivent presque pas abandonner leurs habits d'hiver; qu'au moins ils ne les laissent que lorsque l'été est déjà avancé, pour les reprendre aux premiers froids.

10°. Ils doivent habiter des appartemens vastes, élevés, exposés au grand air ; l'hiver, qu'ils soient échauffés modérément, qu'ils passent l'été à la campagne, aux Alpes, ou au moins dans les endroits les plus élevés, qu'ils y boivent abondamment du petit lait, avec des stomachiques légérement amers.

11°. Le séjour à la campagne et l'usage de l'eau froide sont ici plus avantageux que tous les autres remèdes : les manières différentes d'employer l'eau froide sont les lotions, la submersion momentanée, appellée bain de précipitation, la natation, l'embrocation. On commence par les lotions de la manière suivante : 1°. le malade à son lever doit s'essuyer s'il a sué et se frotter tout le corps pendant un quart ou une demi-heure avec la main ou une éponge trempée dans l'eau froide. En se frottant lui-même, il jouira du double avantage de l'exercice du corps et de l'action tonique de l'eau froide. 2°. Cet exercice doit avoir lieu le matin à jeun ou presque à jeun. 3°. Il ne doit pas avoir lieu lorsque le malade est en sueur ou échauffé par un exercice précédent. 4°. Après s'être ainsi lavé et bien recouvert, qu'il s'exerce à la promenade. 5°. Cette lotion est à préférer au bain froid, car on peut toujours l'employer dans le fort de l'hiver le plus rude, comme dans les voyages où l'usage des bains seroit impossible.

Quand on emploie les bains froids, il faut observer les conditions suivantes : il faut, 1°. que le malade soit conduit au bain en voiture, mais qu'il en revienne de ses pieds : l'exercice du corps après le bain est très-salutaire, avant, il exciteroit à une sueur qu'il seroit fort dangereux d'arrêter en entrant alors dans un bain froid. 2°. Qu'il ne se plonge pas dans l'eau tout d'un coup, à moins qu'il ne voulut en sortir aussitôt : qu'il commence donc par se laver tout le corps. 3°. Qu'il ne s'asseye point dans le bain, mais qu'il s'y donne assez de mouvement pour y jouir d'un degré de chaleur agréable. 4°. Le sentiment d'aisance de la part du sujet doit déterminer la longueur du bain.

Le bain de précipitation présente plus

d'avantages que tous les autres pour la cure de l'arthrite, car l'ébranlement qu'imprime à tout le corps le contraste d'un froid subit, les efforts considérables pour s'échapper de l'eau agitent les humeurs stagnantes dans les réduits du corps les plus reculés, les atténuent, les mettent en mouvement, et à la sortie du bain, à la constriction spasmodique qu'occasionne le froid, succède le relâchement des vaisseaux; il s'en évapore par une longue transpiration une partie considérable de ces humeurs, le corps s'en trouve fortifié de manière à résister à la régénération de la matière arthritique. Le bain tiède en excitant de la fièvre, vient aussi à atténuer les humeurs stagnantes et à les éloigner par la sueur, mais en laissant le corps plus foible elle augmente la cause qui reproduit la matière arthritique.

Les remèdes toniques anti-arthritiques, se tirent, 1°. des racines, des herbes amères et en même-temps légérement stimulantes. 2°. De l'écorce du Pérou, que Syndenham (1) préfère à tous les autres toniques. 3°. De l'usage dietetique de l'eau froide. Nous venons de dire qu'elle l'emporte sur tous les autres anti-arthritiques.

La cure radicale telle que nous venons de la décrire jusqu'ici, doit être continuée avec

(1) *De podagra*, p. 454.

constance jusqu'à l'apparition des signes précurseurs du paroxisme suivant ; par cette persévérence l'on guérira heureusement la goutte acquise, pourvu qu'elle ne soit pas encore invétérée ; l'invétérée deviendra plus supportable, l'apyrexie (l'intervalle de la fièvre) se prolongera, le paroxisme en deviendra plus court, moins incommode, et suffisant cependant pour atteindre le but de la nature.

CHAPITRE IV.

Diverses méthodes de traiter la goutte, mais plus ou moins mal entendues et nuisibles.

Il ne sera pas inutile d'exposer ici les différentes méthodes de traitement par lesquelles on a tenté de dissiper la matière arthritique contre le vœu de la nature, au grand détriment des malades, souvent même au péril de la vie.

1°. Les saignées, dans l'arthrite pure et simple, sans complication vraiment inflammatoire, nuisent toujours dans l'apyrexie ; en affoiblissant la constitution elles appellent le paroxisme ; en présence des symptômes précurseurs, elles empêchent le dépôt aux articulations; quelque partie interne en devient le siége; est-elle déjà fixée aux extrémités, la saignée la fait rentrer en augmentant la résorbtion. Peu de temps après le paroxisme, elle en rappelle le retour, et le reproduit.

2°. D'autres s'efforcent de dissiper cette même matière arthritique par l'usage des purgatifs; mais les purgatifs forts nuisent toujours, tant avant que pendant le paroxisme. Quant aux plus doux, on peut les donner durant le paroxisme, comme nous l'avons déjà dit, mieux encore après, selon l'indication de la nature. Si hors les paroxismes on les répète trop souvent, sous prétexte d'en prévenir le retour, en sapant les forces de l'estomac et des intestins, on l'accélérera, ou l'on changera en anomale celle qui étoit régulière. Si l'on donne un purgatif trop fort dans le paroxisme de goutte, on en empêchera le dépôt aux pieds, ou s'il avoit déjà lieu, on la rendra encore irrégulière de régulière qu'elle étoit; si c'est après le paroxisme, il est à craindre de le rappeller de nouveau.

3°. D'autres, pour expulser de la masse du sang la matière arthritique, employent les sudorifiques. Ces moyens nuisent toujours, soit durant, soit hors du paroxisme : dans le dernier cas, état de crudité, ils rappellent le paroxisme si on en pousse avant le temps la matière aux extrémités; dans le premier, en excitant des sueurs peu modérées et trop fortes pour le degré de coction présente, et entraînant avec violence la matière arthritique vers les extrémités, ils y excitent des douleurs énormes. Cependant, quoique les sudorifiques soient toujours nuisibles, c'est avec raison que Cheyne (1) vante les diaphorétiques dans le second état du paroxisme.

4°. D'autres prétendent attaquer la goutte par l'usage du lait, mais c'est à tort; car le lait affoiblit l'estomac par ses parties butyreuses et caséeuses, ainsi loin de combattre la cause de la goutte, cette diète l'augmente plutôt au contraire. 2°. N'est-ce point aussi parce que le lait demande un certain exercice du corps, et que les viscères des goutteux sont affoiblis? On le croit (2). Il paroît donc en conséquence que la diète lactée ne convient pas aux goutteux, et qu'elle ne leur est utile qu'autant qu'elle remplace un régime plus abondant. Cependant, quoique le lait ne leur convienne pas, sa partie séreuse, celle de lait de beurre surtout, unie aux stomachiques, est regardé

(1) *Treatise on the gout.* p. 22.

(2) Grant, observations sur les maladies chroniques, première partie, p. 167.

pour eux comme fort salutaire, d'aprés l'observation de tous les temps.

CHAPITRE V.

Méthode de préserver les enfans de ce triste héritage.

IL est d'expérience que les enfans des goutteux deviennent aussi goutteux, et que la goutte héréditaire déjà formée n'admet point de cure radicale; de-là la nécessité d'étouffer dans son germe ce vice caché avant qu'il soit en état de produire ses effets pernicieux. Ainsi j'espère qu'il ne sera pas inutile de tracer ici la manière de parvenir à ce but. C'est ce que je m'efforcerai de faire dans les articles suivans.

1°. La mère durant la grossesse doit éviter tout ce qui peut affoiblir son fruit; elle y parviendra en évitant toute espèce d'erreur dans l'usage des six choses non naturelles. 2°. Si elle est saine, robuste, qu'elle ne soit pas sujette à l'arthrite, elle peut l'allaiter elle-même; si au contraire elle est délicate, foible, hystérique, sujette à l'arthrite, pourvu qu'elle soit saine d'ailleurs et qu'elle ait assez de lait, elle l'allaitera pendant trois semaines; par-là elle se garantira elle-même et son enfant de beaucoup d'accidens fâcheux.

Ce temps écoulé, qu'elle le confie à une bonne nourrice, qu'il ne vive uniquement que de son lait pendant huit à neuf mois, qu'ensuite on lui donne tous les jours environ trois à quatre onces de panade de pain blanc de froment; le double le mois suivant, ensuite le triple et même plus; vers la fin du quinzième mois qu'on y ajoute une tasse de bouillon, et de cette manière on viendra à le sévrer insensiblement.

3°. La diète doit être simple, consister en bonnes nourritures, assez copieuses sans cependant être trop abondantes; le ventre doit être libre. Chez les enfans nés de parens arthritiques, la magnésie du muriate avec les fleurs de soufre est ce qui convient pour cela, car il sont tourmentés par l'acide, les borborigmes et de mauvaises digestions; s'ils sont affligés de teignes, de croutes de lait, il faut les laisser couler deux ou trois ans.

4°. Les moyens les plus propres à fortifier le corps délicat des enfans, sont la propreté, des frictions fréquentes, à sec, à l'eau froide, l'agitation sur les bras, les bains froids, il faut les y accoutumer peu à peu, un air pur dont on renouvelle fréquemment la chambre, les porter fréquemment à l'air libre, ou frais ou modérément chaud; dans l'âge tendre des vêtemens plus épais, plus légers chez les adultes, les laisser à pieds nuds, la tête peu couverte, lorsqu'ils commencent à marcher, leur garnir sur-tout la tête d'un bourlet, de peur qu'en tombant ou de toute autre manière, ils viennent à se blesser.

5°. Lorsque l'enfant est sévré, il prend tout ce qu'on lui présente; mais son régime doit être dirigé de manière à s'opposer à la maladie à laquelle il est ou il doit être sujet. Quoiqu'il soit difficile de donner des règles générales qu'on puisse appliquer indistinctement à tous les enfans, je hasarderai cependant de recommander les suivantes pour l'usage le plus ordinaire. 1°. Les alimens gras et chargés de beurre sont nuisibles aux enfans. 2°. Les farineux et toutes les substances non fermentées réussissent mal aux enfans, aux scrofuleux sur-tout. 3°. Le lait trop épais obstrue les glandes par ses parties caséeuses. 4°. Les épices et la variété dans les alimens ne vont pas aux enfans; car par-là ils sont portés à s'engurgiter. 5°. On ne doit leur donner à manger que lorsqu'ils ont faim. 6°. On ne doit jamais empêcher les enfans de prendre de l'exercice et du mouvement; ils n'en prennent jamais trop, car ils dorment aussitôt qu'ils sont fatigués. 7°. Le biscuit, le pain blanc bien fermenté, avec du bouillon de viande maigre, un peu de viande salée est ce qui leur convient. 8°. Rien ne convient plus aux enfans que le pain blanc, les fruits fondans, le petit lait, le lait de beurre coupé quelquefois d'un peu de lait frais.

Notez que ce que nous venons de dire jusqu'ici convient à tous les enfans en général; les parens sujets à la goutte auront encore soin de faire élever leurs enfans dans les endroits les plus élevés. On ne devra leur donner de viande qu'une seule fois le jour, et seulement deux fois par semaine; il faut éviter l'usage des spiritueux; ils ne doivent porter ni bas ni souliers jusqu'à l'âge de quatre ans, ils leur nuisent toujours en leur serrant les jambes et les pieds; les enfans mâles ne doivent pas porter de bottines jusqu'à l'âge de douze ans; que les bains froids soient souvent répétés, de même que l'exercice du corps, par ces moyens leur corps se fortifiera au point que les vicissitudes de l'air et autres causes de maladies auront peu d'influence sur eux, et par-là la goutte se trouvera même étouffée dans son germe.

CHAPITRE VI.

De la goutte anomale et de ses causes.

APrès avoir présenté la marche de la goutte régulière, voyons celle que suit l'anomale : pour l'exposer d'une manière plus claire, nous le ferons dans l'ordre suivant, nous traiterons d'abord, 1°. des causes qui peuvent convertir en anomale la goutte régulière. 2°. Des espèces de gouttes anomales. 3°. Des couleurs différentes sous lesquelles elle se cache.

Les causes qui font dégénérer en anomale la goutte régulière, sont : 1°. le mauvais régime durant le temps intermédiaire. 2°. Un mauvais traitement dans le temps du paroxisme même. 3°. La foiblesse de la constitution. 4°. La complication de la goutte avec d'autres maladies. 5°. Les *tophus*, la rigidité des articulations réunie à la foiblesse de quelque viscère. Les ligatures aux extrémités, les bas et souliers trop tendans, etc.

C'est mal passer le temps intermédiaire des paroxismes que de s'exposer aux causes excitantes, même sans aucun ménagement : par cette conduite les forces de la constiitution se détruisent, la matière arthritique s'accumule au point que la nature ne peut plus suffire à la coction, à la séparation, à la dépuration vers la peau, ou au transport qui devroit s'en faire aux extrémités; de-là le dépôt à l'intérieur.

Le traitement dans le paroxisme est mauvais, si pour diminuer les douleurs des articulations, on a recours à la saignée, à quelque purgatif fort, à l'émétique, à l'application des astringens, au froid, de quelque manière même qu'il soit appliqué à l'érésipèle goutteux.

La foiblesse de la constitution est une suite de l'âge, de la goutte invétérée, d'un mauvais traitement; par exemple, de saignées, de purgatifs déplacés, du passage trop subit d'une nourriture abondante, spiritueuse, à une diète trop rigide, lactée, végétale, trop aqueuse, ou d'un abus quelconque, mais toujours fatiguant, dans l'usage des six choses non naturelles.

La complication avec d'autres maladies. Par exemple, la petite vérole régulière et bénigne, compliquée avec une maladie quelconque, devient irrégulière; de même aussi la goutte se trouvera à plus forte raison dérangée de sa marche, et deviendra anomale par sa complication avec une autre maladie quelconque; elle, sur-tout, que l'erreur de régime la plus légère peut déjà déranger de son cours ordinaire.

CHAPITRE VII.

Division de la goutte anomale; en particulier, de la goutte imparfaite et de sa cure.

LA goutte irrégulière se divise en six classes : 1°. en goutte imparfaite. 2°. En vague. 3°. En celle qui dépend d'une surabondance de matière arthritique. 4°. En interne. 5°. En atonique. 6°. En compliquée.

La goutte imparfaite ou commençante ne consiste que dans la diathèse arthritique; elle nous est annoncée par les signes précurseurs de cette maladie; ils indiquent déjà dans le sang une masse copieuse de matière arthritique. Il sera utile de donner ici la description de ces signes, afin de ne point confondre la goutte commençante avec d'autres maladies; cette erreur pourroit être de grande conséquence dans la pratique. Ces signes sont les suivans : il y a bradipepsie, (digestion lente), disorexie (diminution d'appétit), anorexie (défaut d'appétit), des douleurs de coliques légères et de peu de durée, dysurie (difficulté d'uriner), et tout cela sans cause manifeste. Le ventre est tantôt constipé et tantôt il y a diarrhée, les urines sont tantôt copieuses et limpides, à l'instar de celles des hystériques, et tantôt en petite quantité, bilieuses, avec un sédiment tantôt blanc muceux et tantôt briqueté; il y a hypocondrie, plaintes continuelles, un certain délire par rapport à la santé, de la tristesse, doléance, aversion pour tout travail tant du corps que de l'esprit. Le jour, de l'assoupissement; la nuit cependant, de l'insomnie; le sommeil loin de restaurer ne fait qu'augmenter la langueur. L'habitude du corps, la figure paroît être celle de la santé, et même plus chargée d'embonpoint (1); cette dernière circonstance doit surtout fixer l'attention du médecin, car il est aussi d'autres maladies qui peuvent présenter des symptômes semblables; mais ailleurs ils sont toujours accompagnés d'une maigreur évidente, la conjonctive devient jaune.

La cure, si l'on apperçoit aucun effort de la nature tendant à évacuer ou déposer la matière arthritique vers ses siéges ordinaires, consiste dans les apéritifs, les dissolvans, après avoir fait précéder selon l'indication, un vomitif (2), un purgatif, l'un et l'autre même, s'il est nécessaire, mais il

N. T. (1) (2) Voyez ci-après réflexions de Lentin de l'arthrite art. 2.

faut commencer par les plus doux ; l'exercice du corps, les voyages sur-tout sont avantageux ; il faut changer la manière de vivre si elle favorise la goutte. On recommande ici l'usage des thermales, de celles qui sont éloignées sur-tout. Ici se placent utilement presque tous les anti-arthritiques ; ceux qui nous paroissent les plus utiles, sont : le sureau et ses préparations, les anti-scorbutiques acres avec les amers ; par exemple, la racine d'*arum* (1), ou avec les purgatifs, tels que la racine de jalap, la rhubarbe, ou les sels neutres (2) ; les antimoniaux, les fleurs d'*arnica* M. le sel volatil, huileux des sylvius, les fleurs de benzoin, (acide benzoique sublimé) seules ou réunies à l'esprit de sel ammoniac, (ammoniac étendu d'eau) la liqueur de corne de cerf succinée, (succinate d'ammoniac empyreumatique) le castor, le camphre, l'esprit de mindérérus, la gomme résine de guayac, l'extrait d'aconit ; quand tout le reste a été inutile, la racine de gratiole, l'extrait de ciguë, les vésicatoires, promettent de grands avantages et des secours particuliers (3) :

---

(1) Grant, observations sur les maladies chroniques, p. 111.

(2) *Ill præsidis L. B. Antonii Stork præcepta medica*, *etc.* p. 244.

(3) *Ill præsidis L. B. Stork pracepta medica* p. 245.

il est à remarquer que la goutte imparfaite, sous l'usage de ces anti-arthritiques, passe rarement à l'état de goutte régulière, mais que, quand elle se guérit, la matière arthritique se dissipe peu à peu par les selles, les urines; elle s'évapore sur-tout par la transpiration, et alors nous recommandons au malade le régime anti-arthritique. Si dans le traitement de la goutte imparfaite, il paroit de la part de la nature quelques efforts tendans à déposer aux articulations la matière atrabilaire, alors il faudra dans la cure, se conduire comme dans le traitement que nous avons indiqué pour les signes avant-coureurs de la goutte régulière.

CHAPITRE VIII.

De la goutte vague et de sa cure.

LA goutte vague erre et se porte aux parties externes du corps; les vertèbres, par exemple, les côtes, les clavicules, l'épaule, l'articulation de la mâchoire, etc. Tantôt c'est une partie qu'elle occupe et tantôt c'est une autre, elle abandonne ensuite celle-ci pour en attaquer encore une autre. C'est l'espèce la plus fréquente et la plus difficile à guérir; mais souvent aussi c'est la plus dangereuse, car si elle se porte sur les parties essentielles à la vie, il n'est pas rare qu'elle produise la mort tout à coup ; c'est ce que j'ai vu deux fois à l'hôpital de la Ste. Trinité, chez deux jeunes filles.

Dans la cure, l'on doit diriger ses efforts pour attirer du dedans au dehors la matière arthritique. On y parvient ou en relâchant par des cataplasmes, des fomentations, des bains émoliens, les parties les plus propres à recevoir et évacuer la matière arthritique, ou en les stimulant par des épispastiques, des vésicatoires, et administrant en même temps à l'intérieur des résolutifs, des altérans, des diaphoritiques ; par exemple la gomme résine de guayac, l'extrait des fleurs d'*arnica*, d'aconit, le soufre doré d'antimoine de troisième précipitation (1) ; nous en avons observé plus d'une fois l'excellent effet dans l'hôpital de la Ste. Trinité et autres.

CHAPITRE IX.

De la goutte anomale par excès de matière arthritique, et de son traitement.

CEt excès s'accumule par l'intempérance en se livrant aux causes excitantes dans l'intervalle des accès. De-là il résulte que le siége

(1) Espèce de kermès minéral.

siége ordinaire de cette matière devient incapable de recevoir toute la masse qui s'en est formé, elle doit en conséquence se déposer aussi dans d'autres endroits, de sorte qu'elle attaque non seulement les pieds, mais encore les genoux, les mains, les coudes, etc. ainsi de régulière, elle deviendra anomale.

Dans cette espèce, les parties internes ne souffrent pas, et on ne l'appelle anomale que parce qu'elle attaque les pieds, et de plus presque toutes les articulations des extrémités.

Le traitement est le même que pour la goutte régulière.

CHAPITRE X.

De la goutte interne, de ses espèces, de sa cure.

LA première espèce de goutte interne est celle qu'on appelle rentrée; c'est de toutes l'espèce la plus dangereuse, souvent même elle frappe d'une mort précipitée, si l'art ne vole à son secours d'une manière prompte et victorieuse; car si elle se jette sur des organes trop sensibles, il en résulte une douleur si violente qu'elle anéantit les fonctions vitales, et détruit aussitôt le principe de la vie (1). La goutte rentrée se jette de préférence sur la partie la plus affoiblie, celle qui a été plus continuellement irritée ou malade. Chaque partie n'est pas exposée au même degré à son reflux; il a lieu de préférence, 1°. sur l'estomac. 2°. Sur les intestins. 3°. Les poumons, ensuite le département urinaire, et enfin la tête, mais plus rarement; quoiqu'il arrive encore assez souvent que la matière arthritique jetée sur l'estomac ou les intestins, il survienne en même-temps des symptômes d'affection à la tête; ces symptômes paroissent cependant le plus souvent n'être que sympathique; car ils cessent aussitôt que la matière arthritique, cédant aux efforts de l'art, a abandonné les intestins.

Les causes qui font rentrer la goutte, sont :

1°. L'application des astringens ou du froid sur l'érésipèle arthritique, dans la vue d'en diminuer les douleurs.

2°. Tout ce qui affoiblit la force de l'estomac et des intestins, et qui favorise la résorption de la matière arthritique déposée aux extrémités : tels sont les purgatifs forts, les vomitifs, les saignées faites mal à propos dans un paroxisme de goutte. Ici

(1) Grant, observations sur les maladies chroniques, première partie, p. 23.

doivent se rapporter une diète trop légère, l'ingurgitation et la crudité qui en résulte dans le temps du paroxisme, car elles affoiblissent l'estomac et augmentent la matière arthritique.

Cette matière par sa rentrée produit souvent une mort subite, quelquefois une fièvre des plus fortes et des plus dangereuses, souvent elle se jette sur diverses parties et amène des résultats différens, selon la diversité des parties qu'elle affecte.

Qu'elle est la cause de la mort subite, quand la goutte vient à rentrer? La fièvre destinée à faire la dépuration de la matière arthritique encore dans son état de crudité ou à demi élaborée, en jette une partie hors des voies de la circulation, afin de pouvoir plus aisément faire la coction de la matière atrabilaire encore restée dans le sang, et la rejeter du corps tandis que la partie déposée s'élabore, et que sa partie la plus subtile se dissipe par la transpiration; si donc elle rentre tout à coup, les forces vitales vaincues par l'abondance excessive de la matière morbifique, doivent céder enfin, succomber sous sa masse, et produire une mort inopinée.

Lorsque la goutte vient à rentrer, l'on peut presque toujours prévoir qu'elle est l'organe menacé, car avant que la goutte y fixe son siége, il s'y montre presque toujours des spasmes légers, des crampes, un sentiment de chaleur désagréable et de distention; alors, si l'on peut par tout moyen la fixer aux extrémités et fortifier les parties internes, on évitera son reflux.

La deuxième espèce de goutte interne est celle où le dépôt aux articulations n'a pas lieu, quoique les signes précurseurs d'un paroxisme prochain se soient déjà manifestés; il se fait alors sur quelque partie interne. Les causes de cet accident sont : 1°. Le défaut de force suffisante, les articulations sont déjà si chargées de matière tophacée (1) qu'elles ne peuvent plus admettre de matière arthritique nouvelle. 2°. Lorsqu'il existe dans le tronc quelque partie affoiblie et irritée. 3°. La complication de la goutte avec d'autres maladies.

La troisième espèce de goutte interne a lieu lorsque la matière arthritique se jette partie sur les articulations et partie sur les parties internes du corps. Ses causes sont : 1°. presque celles de l'espèce précédente. 2°. L'abondance de la matière arthritique dans le sang, etc.

La cure, dans la première espèce, varie selon la différence de l'organe affecté. Nous en parlerons plus au long en traitant de la goutte masquée.

Par rapport à la seconde espèce, il faut

N. T. (1) Qui tient de la nature de la craie ou de la chaux.

faire les mêmes observations que dans la première.

Dans la troisième espèce, dans le cas par exemple, où la matière arthritique occuperoit en même-temps les articulations et l'estomac (c'est de tous les cas le plus fréquent); la cure consiste dans les bains des extrémités, les cataplasmes, les fomentations émollientes, tièdes : à l'intérieur, quelque moyen tonique propre à la goutte; par exemple, le philonium du dispendiaire de Londres, avec le vin de Canaries ou de Tokai, est pour cela excellent (1). Ces moyens doivent être continués jusqu'à ce que la goutte prenne son cours ordinaire.

CHAPITRE XI.

De la goutte atonique, de ses causes et de son traitement.

La goutte atonique est celle qui attaque les sujets chez qui les forces vitales sont affoiblies par l'âge ou par quelqu'autres circonstances, de sorte que malgré l'abondance excessive de la matière arthritique

(1) Grant, Observation sur les maladies chroniques, p. 239.

dans le sang, où elles ne peuvent exciter de fièvre dépuratoire, ou celle qu'elles excitent est imparfaite et insuffisante pour purifier complétement la masse du sang; il y a toujours chez eux, même dans l'intervalle des paroxismes, une sorte de fièvre légère, quelques douleurs aux articulations, et pour me servir des expressions de Sydenham : » ils ont les membres en contraction et liés » presque de toute part; de sorte que quoi» qu'ils puissent se tenir debout et peut» être marcher un peu, ils se traînent ce» pendant avec tant de difficulté et en » boitant, de manière que même en mar» chant, ils paroissent rester en même lieu; » et s'ils s'opiniâtrent à se promener audes» sus de leurs forces, afin de pouvoir mieux » se servir de leurs pieds, plus ils les for» tifient et les rendent par-là moins sujets » à rester le point aboutissant de douleurs, » plus le foyer arthritique, toujours subsis» tant, jamais parfaitement épuisé, et ne » pouvant aussi aisément se jeter sur les pieds » pendant tout cet intervalle, vient à mena» cer les viscères d'une manière dangereuse. » A peine sont-ils jamais sans douleurs pen» dant tout cet intervalle; il leur en reste » toujours quelque ressentiment plus ou » moins incommode; tantôt c'est une dou» leur hémoroïdale, tantôt c'est disorexie, » dispepsie, flatuleuce, etc.

Dans cette espèce la cure n'est que palliative ; elle consiste : 1°. en une diète cordiale ; l'usage du vin renfermé dans de justes bornes est ici de mise.

2°. L'exercice du corps en commençant par les frictions, la vectation ; ensuite, et selon les forces, l'équitation et enfin la promenade. Mais si la foiblesse est au point de ne pouvoir permettre le mouvement nécessaire pour la conservation de la santé, il faut avoir recours aux frictions, selon la coutume des Anglais, au moyen de brosses pour la peau, et accorder un peu plus de vin que de coutume, prémunir l'estomac contre le transport de la matière arthritique par l'usage de la poudre du Duc de Portland, ou mieux encore par une infusion de quinquina au vin, à laquelle il convient d'ajouter un peu de rhubarbe. Si le ventre est resserré, il faut employer le soufre; si la goutte s'est déjà jetée sur l'estomac, c'est le cas du philonium du dispendiaire de Londres et du vin de Canaries, etc.

CHAPITRE XII.

De la goutte compliquée, de sa cure en général.

LA goutte se complique avec plusieurs maladies différentes, tant avec que sans fièvre. Notre but est de dire un mot de ses complications les plus fréquentes : elle se complique donc :

1°. Avec la fièvre inflammatoire; il faut s'attacher à la bien reconnoître, car si elle a lieu et à un degré considérable, sans avoir égard à la goutte, il faudra employer la méthode anti-phlogistique, et alors après avoir dissipé la fièvre inflammatoire, la goutte prendra un cours régulier; si au contraire séduit par l'apparence, la dureté du pouls, souvent même plus grande que dans l'inflammation vraie, vous conduit à la saignée, vous exaspérerez la goutte, et en dérangerez le cours d'une manière quelquefois bien funeste!

2°. Avec la fièvre bilieuse. 3°. Avec la fièvre pituiteuse; car le plus souvent, les goutteux sont en même-temps d'une constitution mollasse, pâteuse, et leur genre de vie favorise la formation de la pituite.

4°. Avec la fièvre putride. 5°. Avec les autres espèces de maladies arthritiques. Il n'est pas rare de la voir compliquée avec l'arthrite vénérienne, ainsi s'est confondue assez souvent l'arthrite vraie avec la vénérienne, et réciproquement, à cause de la grande analogie de leurs symptômes; car la fièvre et les douleurs des os (ostéocopes), ou celles des parties charnues, etc. plus modérées pendant le jour, ont des exacerbations vers le soir et la nuit; elles diminuent vers l'aurore, mais ces symptômes ont aussi lieu dans la vraie arthrite, et peut-être même d'une manière plus constante que dans la maladie vénérienne : souvent l'arthrite vraie vient s'enter sur la maladie vénérienne; la cause peut s'en rencontrer ou dans une épidémie d'arthrite ou dans la méthode de traitement et la diète auxquelles on soumet les malades de cette espèce; par exemple, la diète lactée, celle qui n'est composée que de végétaux, contre l'habitude précédente. L'usage long-temps continué des décoctions propres à purifier le sang, les frictions mercurielles et la concentration, le défaut d'exercice ordinaire, la tristesse, le dérangement des affaires, etc. toutes ces circonstances appellent l'arthrite par surcroît, en affoiblissant la constitution. Il en résulte assez souvent qu'après une méthode curative et une diète propre à la maladie vénérienne, il reste une arthrite rebelle, à tous les mercuriaux, mais qui cède facilement aux remèdes anti-arthritiques. Elle n'est donc certainement pas vénérienne dans ce cas; c'est donc avec beaucoup de raison que notre célèbre professeur M. Stoll, croit que l'arthrite vénérienne rebelle à la meilleure méthode curative anti-vénérienne, à une diète convenable, s'est convertie en arthrite vraie : et alors abandonnant tous les anti-vénériens, il l'attaque avec succès par les anti-arthritiques (1).

A ce que nous avons dit jusqu'ici de la goutte régulière ou anomale, se rattache assez tout ce qui pourroit rester à dire de toute autre espèce de goutte vraie, régulière ou anomale, pour qu'il ne soit pas nécessaire de les examiner en particulier. Je me bornerai donc, dans le chapitre suivant, à exposer la différence de la goutte régulière de celle qui est anomale.

N. T. (1) C'est l'explication de l'énigme que présentent les prétendues maladies vénériennes, guéries exclusivement par les sudorifiques et les toniques.

CHAPITRE XIII.

De la différence de la goutte régulière d'avec l'anomale en général.

L'Arthrite régulière diffère de l'anomale, 1°. en ce que la première attaque d'abord les pieds (c'est le cas le plus fréquent), ensuite les mains, les genoux, le coude, l'épaule, la hanche et toutes les autres articulations : tandis que l'anomale attaque le tronc ou les parties internes. 2°. Les symptômes de la goutte régulière, quelqu'en soit le siége, sont presque les mêmes ; très-souvent il y a douleur, tumeur, souvent de la rougeur, et il n'est pas rare d'y rencontrer de l'ardeur et des *tophus ;* si elle est vague, il y a douleur vague, tumeur blanche, quasi œdémateuse. Mais les symptômes de la goutte anomale sont variés et très-différens, selon la diversité de la partie interne qui lui sert de siége : ainsi, si elle attaque la tête, elle peut produire les douleurs de tête de toute espèce, de même que les symptômes qui leur sont propres ; la même chose est à observer par rapport aux poumons et tous les autres viscères, de sorte qu'il n'y a point de maladie qui n'ait quelquefois servi de masque à la goutte : par quels piéges funestes n'a-t-elle point déjà trompé le genre humain ? Certainement on eût pu éviter la plus grande partie de ses coups meurtriers, en prévenir, en rompre au moins la violence, si elle n'étoit point restée sous le masque. 3°. La goutte régulière est un effort de la nature qui tend à se délivrer d'une matière morbifique, c'est une crise toujours à désirer; elle est nécessaire à la conservation de la vie : l'irrégulière au contraire annonce la constitution en défaut; rarement la tragédie qu'elle joue se termine sans exposer à la fin au danger le plus grand.

CHAPITRE XIV.

Des signes diagnostics de l'arthrite masquée, moyens de la reconnoître d'avec la maladie dont elle emprunte la forme.

AVant de traiter de l'arthrite masquée, il convient d'exposer ici les signes diagnostics et distinctifs de cette maladie d'avec celle qu'elle représente, afin que dans la suite je puisse y renvoyer le lecteur et ne pas l'ennuyer chaque fois par la répétition d'une même chose; on la reconnoît aux signes suivans :

1°. Si la maladie en question a succédé à l'arthrite régulière dans le moment de sa disparition, ou au moins peu de temps aprés.

2°. Si elle a paru après un reste de goutte, quoique déjà adoucie de beaucoup.

3°. Si cette maladie, sans avoir succédé à la goutte régulière, avoit attaqué le malade en même-temps qu'elle, si elle s'adoucit ou augmente d'une manière inverse.

4°. Mais si la maladie en question se déclare sans avoir été précédée, sans être accompagnée de la goutte régulière, il faut observer; si cette première maladie a été précédée de quelque cause prédisposante et excitante; s'il n'en paroît point, voyez:

5°. Si le malade a été autrefois sujet à la goutte? Si au moins il y étoit prédisposé? Si outre cela il en a paru quelques causes excitantes, ou encore quelques signes avant-coureurs? Si l'arthrite ne joue point d'une manière épidémique sous ce masque trompeur? Si à l'apparition de l'arthrite régulière il n'éprouve pas de soulagement considérable par rapport à la maladie en question? Si elle n'alterne pas avec la goutte régulière? Si ces circonstances ont lieu, on sera autorisé à en conclure la présence de la goutte masquée.

6°. Si la maladie dont il s'agit ne cède

en aucune manière à une méthode appropriée, et qu'elle aille en mieux sous l'usage des anti-arthritiques ; toutes ces circonstances bien examinées et appréciées soigneusement feront tomber le masque de la maladie en question.

Les formes de l'arthrite anomale sont aussi variées et aussi multipliées qu'il y a de parties internes propres à lui servir de siége. Nous passerons en revue les plus fréquentes, selon le degré d'inclination qu'elle affecte le plus ordinairement vers les différens viscères. Ainsi on la verra, 1°. sous l'apparence des maladies du bas-ventre. 2°. Des maladies de la poitrine. 3°. De celles de la tête et des nerfs. 4°. Sous l'apparence enfin des maladies de la peau.

CHAPITRE XV.

De l'arthrite cachée sous l'apparence des maladies du bas-ventre.

ELle joue les maladies abdominales suivantes, et se cache 1°. sous l'apparence de diverses affections dépravées de l'estomac ; de toutes les parties internes, il n'en est aucune que la goutte anomale attaque plus fréquemment que l'estomac, point où elle reste plus long-temps fixée, aucune qu'elle affecte d'une manière plus grave, aucune enfin à laquelle elle rende des visites plus fréquentes. Là, sa présence se manifeste par les symptômes suivans : il y a anorexie, inappétence, (souvent cependant l'appétit n'en est que plus vorace) bradipepsie (digestion lente), nausée, vomissement souvent modéré et chronique, il se répete environ deux à trois fois le jour, mais souvent aussi, il est véhément et épuise très-promptement; il y a cardialgie, flatulence, sentiment de poids, de replétion, même à jeun. Tantôt c'est un sentiment de froid dans le ventre, qui dure des mois entiers, respiration gênée pandiculations, céphalalgie, vertige, tristesse, quelquefois même scotomie (vertige avec obscurcissement de la vue). Dans un état plus avancé survient la pâleur au visage, une imbécillité universelle (1), et a moins qu'au froid de l'hiver succède de bonne heure la chaleur de l'été, ou qu'une méthode curative excellente ne vienne rappeller la goutte régulière, le malade après bien des mois, accablé de dépérissement, succombe languissamment sous le poids de ses douleurs et de son existence pénible.

Le diagnostic se tire de l'observation des signes exposés chap. XIV.

---

(1) *Musgrave, de arthride anomali*, p. 55.

La cause de cette anomalie vient, 1°. de la débilité de l'estomac, qu'elle soit naturelle ou acquise. 2°. Des maladies de cet organe. 3°. D'un stimulus quelconque trop long-temps appliqué à l'estomac, lorsqu'il existe dans le sang une quantité considérable de matière arthritique.

Si la cause qui ramène la goutte à l'estomac est la présence de la saburre, que les forces soient encore en bon état, qu'il y ait des efforts inutiles pour vomir, il faut d'abord l'en débarrasser, et recourir aux lavemens pour décharger le ventre. Après cela, il faut administrer les anti-goutteux à l'intérieur. Si ce retour dépend de quelqu'autre cause que la saburre, quand même c'est la saburre qui le détermine, si les vomissemens sont violens et propres à épuiser, s'il y a défaillance, froid des extrémités, alors il faut aussitôt recourir à l'opium, car il convient, 1°. comme anti-vomitif. 2°. Comme cordial. 3°. Comme sudorifique propre à porter la matière arthritique à la surface du corps. Si le vomissement ne cédoit point à l'opium, il faudroit donner les astringens réunis aux aromatiques, un coup de vin de Canaries, de Tokai, etc. la teinture de cannelle, des boissons diaphorétiques tirées du sureau, le vinaigre anti-septique, le camphre, l'esprit de *mindererus* (l'acétite d'ammoniaque); le philonium du dispendiaire de Londres l'emporte ici sur tous les autres; en sa place on peut donner la thériaque d'Andromaque, mais à double dose; on recommande aussi l'eau à la glace. A l'extérieur il faut relâcher la partie qui précédemment à servi de siége à la maladie, par l'usage des bains, cataplasmes émolliens, etc. ou mieux, irriter cette même partie par des épipastiques, des vésicatoires; il faut en outre appliquer sur l'abdomen des topiques stomachiques, l'action du froid, les astringens. Par ces moyens, la goutte se porte aux extrémités et alors toutes ses tracasseries au ventre disparoissent, ou elle se dissipe peu à peu par les émunctoires.

Le traitement prophylactique s'opère en fortifiant l'estomac par ce qu'on appelle les stomachiques, par l'usage de quelqu'eau férugineuse, en observant en même-temps le régime anti-arthritique. Si malgré cette conduite cette anomalie revient encore souvent, Musgrave (1) conseille des cautères aux bras ou aux genoux.

2°. Sous l'apparence de colique chronique; dans quelques individus, elle revient au printemps et en automne comme la goutte la mieux caractérisée; chez d'autres, elle

(1) De l'arthrite anomale, p. 56.

paroît sur-tout en automne, et si l'on ne rappelle point la matière arthritique aux extrémités, elle dure pendant tout l'hiver, et après avoir long-temps tourmenté le malade par des insomnies, des vomissemens fréquens, une douleur cruelle et insupportable sans changer cependant l'état du pouls, elle finit enfin sa pénible existence : l'apparence de cette colique est la même que celle de la colique bilieuse, avec laquelle elle est souvent confondue.

Sa cure est la même que celle des dérangemens de l'estomac, car elle va rarement seule, et le plus souvent la diarrhée ou la constipation est jointe alors à quelqu'autre dérangement de l'estomac; mais si elle se présentoit seule et que la douleur ne fut pas excessive, il faudroit ou s'abstenir des préparations d'opium, ou du moins ne les donner qu'en moindre quantité.

3°. Sous l'apparence de diarrhée; quelquefois, quoique rarement, elle est critique, le plus souvent elle n'est que symptômatique.

Sa cure, si elle est critique, est la même que celle d'une autre crise quelconque; si elle est symptômatique, elle se guérit comme la colique arthritique; mais si elle ne cède point au traitement de cette dernière et qu'elle devienne chronique, elle se guérit, 1°. par l'exercice du corps, l'équitation surtout, les bains froids. 2°. Par les toniques aidés d'une diète analogue.

4°. Sous l'apparence de la dyssenterie: le traitement, si elle est simple, est le même que celui de la colique. Voyez sur ce sujet et sur la dyssenterie compliquée, l'ouvrage vraiment hippocratique du célèbre professeur M. Stoll. De l'orient à l'occident, le soleil dans sa course n'a point vu son pareil (1).

5°. Sous l'apparence des hémorroïdes; elles sont chroniques, le ventre est libre; elles se guérissent par l'écoulement d'un sang épais de poix, muqueux, soit d'une manière spontannée ou par les sang-sues: ces hémorroïdes sont souvent critiques, sur-tout si elles coulent spontanément, elles servent à éloigner la matière arthritique et remplacent alors la goutte régulière; souvent cependant elles sont symptômatiques (2), et alors elles coulent durant plusieurs semaines, plusieurs mois même, et dégénèrent en fistule à l'anus; cette fistule est rebelle, devient dangereuse à la longue, et se termine enfin par une mort long-temps désirée. J'ai vu ce cas à l'hôpital de la très-sainte Trinité, chez un homme de quarante ans, grand

(1) *Rationis medendi, T. iij de natura et indole dyssenteriæ.*

N. T. (2) Voyez ci-après réflexions pratiques. Arthrite 10.

buveur, d'un tempérammment atrabilaire. En 1784, au commencement de Janvier, il avoit des douleurs vagues aux extrémités; bientôt elles disparurent pour faire place au ténesme, à une douleur de colique, à la céphalalgie, à une fièvre légère, à un suintement du rectum, il étoit d'un sang muqueux de poix; tous ces symptômes s'exaspéroient vers le soir, et diminuoient vers l'aurore. Ainsi de jour le malade ne se plaignoit pas autant, l'appétit étoit plus vorace. Au commencement de la maladie, il se fit saigner deux fois; le mal augmenta. Le quatorzième jour de la maladie, transporté à l'hôpital, il fut mis à l'usage des fondans et des meilleurs anti-arthritiques, mais sans beaucoup de succès, quelquefois cependant le mal diminuoit deux à trois jours à l'apparition de quelques douleurs aux extrémités; mais bientôt elles disparoissoient pour faire place de nouveau aux symptômes précédens, jusqu'à ce qu'au quatrième mois de la maladie, l'intestin rectum vint à s'ulcérer d'acrimonie corrosive, et laissa une fistule rebelle aux meilleurs moyens; bientôt la gangrène, la dissolution du sang se mirent de la partie, et enfin la scène se termina par l'hémorragie du nez, la face hippocratique et la mort.

Dans les hémorroïdes arthritiques critiques, l'indication est celle d'une crise quelconque; mais sont-elles symptômatiques, c'est celle de toute autre goutte anomale. 1°. Il s'agit d'en délivrer les parties malades. 2°. D'en dissiper les traces. 3°. D'en empêcher la récidive.

On débarrasse la partie malade de la matière arthritique, en l'attirant aux extrémités, ou s'il n'est pas possible, en l'atténuant, en opérant la résolution et la chassant du corps: la première indication se remplit en relâchant les extrémités par des émolliens, ou en les irritant par un vésicatoire : à l'intérieur, on administre les anti-arthritiques. La deuxième encore par des anti-arthritiques proportionnés aux forces du malade; ne pourroit-on pas appliquer un vésicatoire à l'os sacrum pour attirer la matière arthritique vers ces parties?

Quant aux effets, les moyens doivent être aussi variés qu'ils le sont eux-mêmes.

On prévient la récidive en fortifiant la partie et en observant exactement le régime anti-arthritique.

6°. Sous l'apparence d'hypocondrie (1) avec matière, de mélancolie et même de manie ; car ces maladies se guérissent à l'apparition de l'arthrite, et il n'est pas rare que

---

(1) Voyez le beau traité de Mr. Villermay, recherches sur l'hypocondrie. Paris, an 10.

les goutteux commencent par l'hypocondrie, avec ou sans matière, ou par des hémorroïdes, et que ces maladies se dissipent par l'apparition de la goutte régulière.

La cure s'opère par les fondans, les savoneux, les amers, les doux laxatifs au miel, et un régime approprié; l'exercice du corps à l'air libre, les voyages aux thermales sulfurées, l'usage de ces thermales au milieu d'une societé agréable; le séjour à la campagne réuni à l'usage du petit lait, des eaux médicamenteuses fondantes, résolutives; par exemple, celles de Sedliz, de Selter, etc.

7°. Sous l'apparence de ménorrhagie (hémorragie de la matrice), lorsque la matière arthritique se dirige vers l'utérus, il y survient un sentiment de poids, de douleur: et à cause de l'irritation, une affluence de sang plus considérable; de-là l'hémorragie, et alors dans la grossesse, l'avortement n'est pas rare.

S'il y a orgasme dans les humeurs, si le pouls est plein, fort, dur, le traitement consiste en saignées, lavemens émolliens; des laxatives doux, anti-phlogistiques; l'eau froide convient-elle comme boisson? Les fomentations émollientes s'appliquent aux parties externes qui ont déjà été le siége de la goutte, on les stimule par le vésicatoire, on applique au pubis l'eau à la glace ou les astringens, des injections d'eau froide dans l'utérus : si sous ces moyens l'arthrite ne lève point le piquet, si l'hémorragie continue, si la malade s'affoiblit trop, il faut administrer les astringens à l'intérieur.

8°. Sous l'apparence de fleurs blanches : si la matière arthritique se jette sur les parties naturelles des femmes, il survient un flux blanc d'une mucosité ductile, faisant filet, qui devient aussitôt âcre et mordant, d'un jaune verdâtre et même vert : il faut ici bien prendre garde de prendre ce flux pour le vénérien, à cause de la qualité corrosive qu'il prend d'abord, de sa flavo-virescence, du retour de la douleur vers le soir, la nuit; de son intermission ou au moins de sa rémission durant le jour; de son exacerbation la nuit, de sa rémission vers l'aurore. Car ces signes sont communs à la goutte, même régulière. Cette attention est de grande importance dans le traitement; le flux blanc vénérien se guérit très-bien par les anti-syphilitiques, tandis que le goutteux ne fait par-là que s'exaspérer d'une manière très-nuisible : c'est l'observation du célèbre M. Stoll.

Il faut rappeller au siége ordinaire la matière arthritique ; pour cela l'on donne d'abord un purgatif tonique, la rhubarbe, par exemple ; ensuite on vient aux anti-arthritiques réunis à la rhubarbe, au fer, aux baumes naturels, de sorte que le ventre se décharge deux à trois fois en vingt-quatre heures. Il faut ou relâcher par les émolliens les parties qui ont déjà été le siége de la goutte, ou mieux encore les stimuler par le vésicatoire; si on ne peut l'y rappeller, il faut jusqu'à ce que le flux disparoisse continuer les anti-arthritiques réunis aux toniques balsamiques, et autres propres à exciter l'action du ventre.

9°. Sous le simulacre du cancer ou schirre à la matrice; souvent si l'arthrite se fixe à l'orifice de la matrice, elle y produit une tumeur dure, inégale, douloureuse, qui singe le schirre; cependant il devient évident que cette tumeur n'en a que l'apparence et les couleurs, que c'est l'arthrite, puisqu'elle paroît à la disparition brusque de cette dernière; que sa douleur se modère lorsque celle-ci vient à reparoître, qu'elle cesse tout à fait lorsque l'arthrite est répandue par-tout le corps, et que sous l'usage des anti-arthritiques elle se résout absolument et disparoît.

10°. Sous l'apparence d'une tumeur considérable à la région utérine; elle imite la grossesse : mais d'après les raisons exposées n°. 9, l'on se convaincra que c'est l'arthrite déguisée. C'est ce que j'ai vu à l'hôpital de la Ste. Trinité, chez deux jeunes filles et une veuve. Il ne sera pas inutile d'en insérer ici une histoire d'une manière succinte.

Une

Une jeune fille de vingt ans, d'un tempérament sanguin, bien réglée, jouissant depuis long-temps d'une bonne santé, est attaquée d'une goutte vague, dans le mois de Février 1784. Le dixième jour de cette attaque, il survient une fièvre bilieuse, elle en est guérie, mais l'arthrite reste rebelle, même aux meilleurs remèdes; vers la sixième semaine de la maladie, elle s'adoucit, mais la région du pubis se tuméfie dans la même proportion. Dans le principe, l'élévation de l'hypogastre nous avoit conduit à un soupçon de grossesse; la suite nous en fit voir la fausseté : vers la huitième semaine de la maladie, elle se trouva débarrassée de l'arthrite et saine d'ailleurs, à l'exception de la tumeur de l'hypogastre; elle retourna chez ses parens : deux semaines après, elle fut attaquée d'une double tierce; après une préparation convenable, on administra le quinquina, il ne réussit pas, mais il survint des douleurs arthritiques qui se répandirent sur tous les membres, le sternum, les lombes; ces douleurs étoient si cruelles qu'elles jetoit les hauts cris, lorsque de loin, on avoit l'air de vouloir la toucher; la fièvre tierce se dissipa spontanément, et en même-temps la tumeur de l'hypogastre, quoiqu'elle n'eût aucunement diminuée durant la fièvre. Enfin elle retourna de nouveau chez ses parens, guérie de toute atteinte de goutte, sous l'usage des préparations de sureau, des antimoniaux, des fleurs d'*arnica*. D'aprés cette observation, on est fondé à conclure que l'arthrite joue aussi sous le simulacre de tumeur et même de fièvre intermittente.

11°. Sous un simulacre de néphrite. J'ai donné au chapitre XIV la manière de la reconnoître d'avec la vraie néphrite. La cure s'en opère par les anti-arthritiques.

12°. Sous l'apparence de dysurie, strangurie. Le diagnostique en est tracé au chap. XIV. Sa cure est anti-arthritique.

13°. Sous celle de caroncules à l'urètre; car si la matière arthritique vient à s'y fixer, elle le resserre de manière à y produire des inégalités, qu'il faut détruire par le cathéter, ou qui en empêchent souvent l'application et passent pour caroncules.

La cure s'en opère aussi par les anti-arthritiques.

14°. Sous le simulacre d'une gonorrhée sèche ou humide; dans ce dernier cas, il s'écoule de l'uréthre une mucosité filandreuse, verdâtre, souvent mêlée d'un peu de sang rouge-pâle; il y a dysurie et strangurie; si elle est sèche le malade ne se plaint que de dysurie, et de strangurie sans aucun écoulement.

Il est difficile de distinguer la gonorrhée arthritique de la vénérienne, à cause de l'analogie de leurs symptômes, et parce qu'il n'est pas rare que l'un et l'autre se rencontre dans le même sujet, car dans la gonorrhée vénérienne, la matière arthritique, soit qu'elle flotte dans le sang, soit qu'elle soit déjà fixée quelque part, abandonne même cet endroit pour se jeter sur l'urètre, parce qu'elle est malade et qu'elle y est attirée par l'irritation continuelle de l'acrimonie syphillitique : cette espéce de gonorrhée ne peut se guérir par le seul usage des anti-vénériens; on ne réussira bien à la subjuguer qu'en y joignant les anti-goutteux.

La cure de la gonorrhée arthritique simple s'opère par les anti-arthritiques, comme nous l'avons dit à l'occasion du flux blanc. On la reconnoîtra et on la distinguera de la vénérienne par les signes exposés au chap. XIV.

Notez qu'il n'est pas rare d'observer la gonorrhée arthritique simple, chez les personnes du sexe d'un âge déjà avancé.

15°. L'arthrite sur-tout, si elle n'est pas encore assez formée pour se porter à la surface du corps, joue aussi sous l'apparence *des vers;* elle en produit les symptômes, tantôt sur l'œsophage, tantôt sur l'estomac, tantôt sur les intestins; cependant, ils cessent à l'apparition de l'arthrite, ils cèdent tout à fait aux anti-arthritiques; ces symptômes sont donc illusoires. Tels sont les simulacres des maladies abdominales que produit l'insidieuse arthrite; maintenant nous exposerons ceux des maladies du thorax ou de la poitrine.

CHAPITRE XVI.

De la goutte cachée sous l'apparence des maladies du thorax.

DAns ses mascarades souvent tragiques, elle joue :

1°. Sous l'apparence de catarrhe, de toux et de péripneumonie.

Le diagnostique s'en tire des signes exposés au chapitre XIV. L'indication à remplir est de libérer aussitôt les poumons, en rappellant aux extrémités la matière arthritique, ou de l'évacuer par quelqu'autre voie, s'il n'étoit pas possible d'y parvenir. Il faut alors en dissiper les suites, et enfin aller audevant de la récidive. Notre méthode de rappeller la goutte, est : après avoir ramené les forces à un juste milieu, de donner intérieurement les anti-arthritiques, en commençant par les plus doux, et en même-temps, s'il paroît des crachats, par des anacathartiques, car alors c'est par les crachats que s'évacue, en grande partie, la matière arthritique, sinon même en totalité. A l'extérieur, il faut appliquer des vésicatoires sur la partie qui en a déjà été le siége, il faut tenir ouverts tous les couloirs.

Si tous ces moyens restent sans effet, et qu'on ne puisse l'attirer aux extrémités, il nous reste une autre indication à remplir, c'est d'évacuer la matière arthritique; on y réussit par les anti-arthritiques, les anacatartiques; s'il paroît des crachats (n'y eût-il même que de la toux); tels sont, par exemple, les moyens tirés du sureau avec le nitre, les antimoniaux, l'extrait de fleurs d'*arnica*, la gomme ammoniaque, la résine de gayac. Il faut remarquer qu'on vient très-rarement à bout de rappeller aux extrémités l'arthrite déposée sur les poumons; elle s'évacue le plus souvent par les crachats et la transpiration. C'est ce que nous avons remarqué plusieurs fois à l'hôpital de la Ste. Trinité et autres.

2°. Sous un simulacre de pleurésie. L'indication et la cure sont ici les mêmes que dans la péripneumonie, avec cette différence que les crachats n'en sont pas la crise.

3°. Sous celui de phthisie pituiteuse. Le diagnostique s'en forme, 1°. d'aprés les signes rapportés chapitre XIV. 2°. D'aprés l'age qu'il affecte : la phthisie arthritique attaque de préférence l'âge moyen et à son déclin, mais la vraie s'attache à la jeunesse;

dans l'arthrite les crachats sont muqueux, filandreux, assez ressemblans au frai de grenouilles, dans la vraie ils sont purulens; dans l'arthritique la fièvre hétique est moins violente et paroît plus tard. 3°. La phthisie arthritique se guérit assez facilement par les anti-arthritiques employés de bonne heure; mais si elle est négligée elle ulcère les poumons par la fréquence de la toux; elle invite à l'hémoptysie, et par suite à la vraie phthisie.

Les indications à remplir sont les mêmes que dans la péripneumonie arthritique; c'est donc le même traitement, avec cette différence cependant, qu'il n'y a point d'inflammation dans la phthisie arthritique, tandis qu'il en existe souvent dans la péripneumonie arthritique, ou que tout au moins il est toujours à craindre qu'il y survienne de la phlogose. En conséquence, comme dans la péripneumonie arthritique, on y donne les anti-arthritiques expectorans, avec les toniques; par exemple, les fleurs d'*arnica*, la polygale amère, le lich. Island. ou le quinquina. A l'extérieur, si l'on a essayé en vain d'opérer une révulsion vers les siéges ordinaires, on employe les cautères, les sétons, le séjour à la campagne, l'exercice du cheval. Ce dernier ne peut s'employer dans la phthisie vraie, sans exaspérer la maladie.

4°. Sous l'apparence d'hémoptysie; le dépôt de la matière arthritique sur les poumons est suivi d'oppression du thorax, de toux, d'hémoptysie sans cause manifeste, le sang rejeté n'est point pourpre, mais écumeux (au moins l'est-il rarement), il est plutôt d'un rouge-pâle, il n'y a point de fièvre; cette hémoptysie n'est suivie ni de phthisie, ni d'aucune autre incommodité, à moins que par l'effet d'un traitement mal entendu. J'ai vu plus d'une fois guérir heureusement ce simulacre d'arthrite, et même deux fois dans des sujets prédisposés à la phthisie. Tel est le cas suivant que j'ai cru devoir insérer ici : un orfèvre, âgé de vingt ans, physiquement prédisposé à la phthisie, fut attaqué dans le mois de Mai 1784, d'une fièvre double tierce; bientôt il s'y joint une arthrite vague; elle erroit sur les articulations et les tégumens de la tête. Le premier de Juillet il fut transporté à l'hôpital de la Ste. Trinité, il guérit de sa fièvre intermittente, au moyen d'un traitement convenable, l'arthrite étoit restée rebelle; bientôt il survint une hémoptysie violente, le pouls étoit fort, plein, dur, l'arthrite disparoissoit presque tout à fait : on répéta les saignées selon la nécessité, et il guérit parfaitement sous l'usage des anti-arthritiques, l'arthrite ne reparut plus davantage, et jusqu'ici (1),

(1) 1787, 8.

il jouit d'une santé parfaite. L'on voit d'aprés cette histoire, que la matière arthritique vague peut se fixer sur les poumons, y exciter l'hémoptysie, et que traitée convenablement, elle peut par-là même se trouver chassée du corps, et faire place à une santé parfaite. Pour cela :

Il faut arrêter l'hémoptysie, exciter l'expectoration des grumeaux de sang, et aller audevant de la récidive; on arrête l'hémoptysie en rabattant la fièvre avec prudence, s'il y a excès de forces vitales, par une bonne méthode anti-phlogistique, par le repos, la situation du corps, etc. Si aprés cela l'hémoptysie ne tarissoit point, il faudroit rappeller l'arthrite à son siége ordinaire, par l'application des vésicatoires, et à l'intérieur, par les anti-arthritiques les plus doux. Par exemple, l'émulsion légérement camphrée, aidée de l'eau froide en boisson. Si ces moyens sont inutiles, s'il y a danger d'inanition (*cheneangea*), si déjà elle existe, il faut recourir à la ligature des extrémités, donner à l'intérieur des astringens avec l'eau froide en boisson : si ces moyens ne réussissent pas, c'est la mort.

La seconde indication (l'expectoration des grumeaux de sang), nous la remplirons par des expectorans légers; quant à la dernière, ce sera en fortifiant les poumons et par un régime anti-arthritique.

5°. Sous un simulacre d'asthme chronique, souvent continue, mais aussi souvent périodique, il peut avoir lieu 1°. au printems ou en automne, ou à l'une et l'autre époque à l'instar de la goutte régulière, qui revient une ou deux fois chaque année; le temps intermédiaire se passe sans aucune difficulté de respirer, ou au moins cette difficulté n'est que très-légère. 2°. Le jour, quelquefois le soir, ou la nuit, et il revient tous les deux jours à période régulier, à l'instar de la fièvre intermittente, dont il n'est pas rare qu'il prenne le masque. 3°. Il peut être convulsif: c'est lorsqu'un accès d'asthme revient vers le moment du repos; le jour, il n'a pas lieu, ou du moins il est plus supportable; la nuit, il redouble; les malades, dans l'épouvante, sautent du lit, courent aux fenêtres pour y respirer un air libre. Souvent cependant, ils ne peuvent se lever; ils sont étouffés, la face devient livide, l'écume leur sort de la bouche, ils ne sont plus présens, l'esprit a perdu son empire, le pouls est foible, les battemens en sont à peine sensibles. . . . . Bientôt après quelques momens, ils reviennent à eux-mêmes et ne sentent d'autres incommodités que de la lassitude et un reste de difficulté de respirer. Il m'est quelquefois arrivé de voir l'asthme arthritique à l'hôpital pratique et à celui de la Ste. Trinité. J'en rapporterai ici une histoire d'une manière succinte (1).

Un chirurgien âgé de vingt-deux ans, étoit attaqué déjà depuis dix-huit mois d'un asthme primitif (protopathique) continue, avec exacerbation la nuit, à l'instar de la goutte, il étoit sain d'ailleurs; en 1784, au commencement de Novembre, il fut reçu à l'hôpital pratique. Là, le célèbre M. STOLL, après en avoir fait l'examen le plus scrupuleux, avoir mis à contribution tout ce qui soulageoit ou nuisoit au malade (*à juvantibus et nocentibus*), il n'avoit pu en déterminer ni la nature ni la cause prochaine.

Il n'avoit point été sujet à la goutte; et n'appercevant aucune autre source d'indication, il se crut autorisé par une sorte d'analogie que présentoit cette maladie avec les douleurs arthritiques, et une maladie de cette nature qui étoit stationnaire, il se crut dis-je autorisé à l'attaquer par des anti-arthritiques légers. Bientôt sous leur usage parurent des douleurs arthritiques avec quelque soulagement dans la respiration. Cet homme célèbre se trouva confirmé dans son diagnostique; il crut que c'étoit une asthme arthritique; il continua donc l'usage des re-

---

N. T. (1) Ces exemples ne sont pas rares, et la plupart peut-être sont de cette nature; je les ai vu le plus souvent céder aux anti-arthritiques.

médes de ce genre; mais comme la maladie résistoit aux plus doux, il passa aux plus forts; par exemple, la résine de gayac avec son extrait à l'eau, ensuite les fleurs d'arnica, et enfin les vésicatoires entre les épaules. A la longue, ces remédes appellérent l'arthrite fébrile; elle se termina dans l'espace de quatorze jours, et jugea l'asthme parfaitement. D'après cette histoire, l'on voit combien est difficile le diagnostique de l'arthrite, si elle se masque dès sa première visite; au défaut de toute autre source d'indication, que l'analogie, la connoissance de la maladie stationnaire dans sa nature, soient comme la boussole qui conduise à l'indication.

Dans l'asthme arthritique, cette indication consiste à décharger les poumons, à dissiper les produits de la maladie et à en empêcher la récidive. On parvient à libérer les poumons en rappellant la goutte à sa marche régulière; si l'on ne pouvoit y parvenir, il faudroit atténuer, résoudre et expulser de la masse du sang la matière arthritique. On essayera de remplir la premiére indication par les anti-arthitiques internes et par les expectorans (les anacatartiques), si l'asthme étoit humide; à l'extérieur, par des vésicatoires au siége que l'arthrite s'étoit choisi auparavant. Mais si elle ne s'étoit montré que d'une manière vague, c'est, pour le vésicatoire, le milieu des épaules, et pour l'écorce de *mezereum*, le dessous de l'insertion du muscle deltoide, les endroits les plus convenables. La maniére de satisfaire aux autres indications se présente d'elle-même.

6°. Sous un simulacre d'hydrothorax (d'hydropisie de poitrine) car souvent la respiration devient difficile par le dépôt de la matière arthritique sur les poumons; il s'en suit une toux sèche, ou les crachats sont en eau ou en écume, le *decubitus* sur le dos, et horizontal est devenu impossible, le malade se réveille la nuit tout épouvanté, il saute du lit et court aux fenêtres pour y respirer un air frais; l'œdème aux pieds se met de la partie, si le malade a été épuisé par des saignées déplacées. Malgré ces symptômes d'hydrothorax, on reconnoîtra l'illusion d'aprés les signes exposés au chap. XIV. Cette affection se guérit comme l'asthme arthritique.

7°. L'arthrite se présente aussi sous les couleurs de l'angine.

Son traitement, s'il y a fiévre, excès de forces vitales, est une bonne méthode antiphlogistique; à l'extérieur, des discussifs appliqués au col, ensuite le vésicatoire; le lieu qui autrefois auroit été le siége de l'arthrite le réclame également. Si elle est rebelle à ces moyens, on a recours aux anti-arthritiques, en commençant par les plus doux.

8°. Des scrofules. Le traitement usité en pareil cas consiste dans les anti-arthritiques, employés tant à l'intérieur qu'à l'extérieur, mais il réussit rarement.

CHAPITRE XVII.

De l'arthrite cachée sous l'apparence des maladies de la tête.

Il n'est pas rare non plus que l'arthrite joue sous l'apparence des maladies de la tête, et nommément :

1°. Sous celle de céphalée ; elle revient le soir ou la nuit, et est si cruelle que le malade passe les nuits sans dormir en jetant les hauts cris; la violence du mal le pousse presque jusqu'à la fureur, il éprouve du soulagement en se serrant la tête, il ne peut rester au lit, il est debout pendant plusieurs heures, la sensibilité des sens est tellement exaltée qu'il ne peut supporter sans accroissement de douleur, ni lumière ni bruit, pas même un ton de voix un peu plus haut. Le jour la douleur est beaucoup plus supportable, ou disparoît même tout à fait; elle revient tous les soirs ou de deux jours l'un, à une heure marquée ; elle est avec ou sans frissons, chaleur subséquente ; vers le milieu de la nuit, elle diminue, ou même se termine tout à fait par une sueur abondante ; elle pourroit passer pour une fièvre intermittente masquée ; mais ce qui garantit de l'erreur, c'est : 1°. que cette affection alterne avec l'arthrite. 2°. Qu'elle ne cède pas au quinquina. 3°. Qu'elle se guérit par les anti-arthritiques. L'on prend souvent pour maladie vénérienne cette céphalée nocturne, sur-tout s'il y a en même-temps dyssurie, quoique cependant elle soit arthritique, et qu'elle ne cède pas aux anti-vénériens. On l'observe dans l'âge moyen ou au déclin de la vie, dans des sujets épais, pléthoriques, etc.

L'indication à remplir est de libérer la tête en rappellant la goutte aux lieux ordinaires, ou si on ne le peut, d'atténuer, résoudre, évacuer la matière arthritique. Pour atteindre la première fin, après l'usage de la saignée (si elle est nécessaire), on donne, par manière de diète, les eccoprotiques (purgatifs doux), avec les anti-arthritiques; et à l'extérieur, on applique le vésicatoire aux siéges précédens de la goutte, ou plutôt à la nuque, si elle est resté vague : on applique aussi l'écorce de garou à l'insertion du deltoide. Pour la seconde, on employe les mêmes anti-arthritiques, auxquels on joint l'usage des eccoprotiques (laxatifs doux) et des vésicatoires, non aux extrémités, mais à la nuque.

2°. Si c'est le vertige chronique qu'elle simule, la cure est la même qu'à l'égard de la céphalée. --- Se produit-elle?

3°. Sous un simulacre d'apoplexie; le traitement est celui de l'apoplexie sanguine, avec cette différence, qu'il faut ici appliquer plutôt les vésicatoires, et quand la déglution est rétablie, aussitôt aprés les évacuations nécessaires, on donne les anti-arthritiques légers, alliés aux eccoprotiques. Le plus souvent cependant, le malade succombe, quoique tous ces remèdes soient administrés avec soin. Au moins, trois fois j'ai vu ce simulacre à l'hôpital de la Ste. Trinité, et trois fois je l'ai vu mortel.

4°. Sous l'apparence de l'épilepsie; 1°. les attaques s'en répétent souvent; par exemple, une fois chaque semaine, quelquefois deux, et il n'est pas rare d'en voir revenir des accès tous les jours, et même plusieurs fois dans un même jour. 2°. Dans quelques sujets les fonctions animales ne sont point suspendues, parmi les sens externes mêmes, l'ouie subsiste encore; chez d'autres elles le sont toutes, comme dans l'épilepsie proprement dite. 3°. Le troisième état de l'épilepsie vraie, l'état soporeux, manque dans l'épilepsie arthritique. 4°. Cette espéce attaque le sexe de préférence, c'est au moins ce que j'ai observé pendant une année entière dans une constitution arthritique; je ne l'ai jamais vu parmi les hommes, quoique je l'aie vu plus d'une fois parmi les femmes.

Le diagnostique de l'épilepsie arthritique se forme des phénomènes que nous venons d'observer, rapprochés de ce que nous avons exposé au chapitre XIV.

Sa cure dans le paroxisme n'est que palliative, de même que dans l'épilepsie proprement dite; il faut employer en même-temps les odeurs anti-hystériques. Hors le paroxisme, on a recours aux anti-arthritiques; cependant les plus efficaces que nous ayons trouvés, sont la gomme-résine de gayac, les fleurs d'*arnica* avec le soufre doré d'antimoine de troisième précipitation (espèce de kermès), l'usage des bains froids et du régime anti-arthritique.

5°. L'arthrite joue la danse de St. Vit; Sydenham en a très-bien décrit les symptômes (1); les symptômes suivans méritent encore d'être ajoutés à sa description. Une aphonie intermittente ou continue; une mobilité considérable d'esprit et de corps, tantôt et sans raison le malade rit aux éclats, tantôt il pleure tout à coup, etc.

---

(1) *In Schedâ monit. de novæ febris ingressu*, *p.* 526.

Aprés avoir purgé les premiéres voies, on a recours aux anti-arthritiques ; les principaux sont les fleurs d'*arnica m.* seules ou avec l'extrait de la racine de valérianne sauvage, ensuite l'éxtrait d'aconit. L'on doit s'aider en même-temps du feu électrique, afin de produire par ces moyens réunis, ce que l'on ne pourroit obtenir par leur usage séparé ; j'ai vu plus d'une fois dans l'hòpital pratique, guérir heureusement, par cette méthode, la danse de St. Vit. Sous l'usage opinâtre de ces moyens, la maladie se termine par l'arthrite ou par une transpiration abondante.

6°. Joue-t-elle l'épistotonos, il se guérit par les anti-arthritiques et les vésicatoires à la nuque.

7°. Est-ce la paralysie des membres, l'hémiplégie, la paraplégie, on les traite par les anti-arthritiques internes, aprés avoir nettoyé les premiéres voies. A l'extérieur, on applique les vésicatoires, les frictions sur la partie paralysée, répétées deux à trois fois le jour, avec un liniment composé d'une partie de teinture de cantharides et de deux à trois parties d'esprit de serpolet.

8°. Elle imite aussi l'hypocondrie sans matiére, ou l'hystérie ; dans ces cas, selon le célèbre professeur M. Stoll, la cause prochaine de la maladie ne réside pas seulement dans une irritabilité maladive (comme on le croit communément), il s'y trouve de plus une matière arthritique volatile. Si cette matière se jette sur l'œsophage, elle y produit le globe hystérique; si c'est au ventricule, c'est le vomissement hystérique; ainsi les symptômes maladifs qu'elle produit sont très-variés, selon la diversité de la partie affectée; ce sont cependant des produits d'une même cause, et ils ne diffèrent entre eux que par la forme.

L'indication, dans le paroxisme, est de régler les mouvemens nerveux et de dissiper la matière arthritique. C'est ce qu'on fait par ce que l'on appelle les anti-hystériques, le castor par exemple, le musc, le camphre, la liqueur de corne de cerf (carbonate avec excès d'ammoniaque empyr. liquide), la liqueur anodine d'Hof. (éther sulf. alcolis.) etc. aidées de l'opium; hors le paroxisme, il s'agit de prévenir la récidive; c'est ce qui se fait par le régime anti-arthritique et les toniques; parmi ces remèdes, l'écorce du Pérou, les martiaux, les gommes férulacées tiennent à nos yeux, les premiers rangs.

9°. L'arthrite se produit aussi sous le masque des maladies nerveuses quelles qu'elles soient, sur-tout dans les sujets irritables et disposés à la goutte. Le célèbre professeur STOLL, soupçonnoit un principe arthritique caché, lorsque les maladies nerveuses n'étoient attribuables à aucune autre cause, et le succès de la méthode anti-arthritique confirmoit ses soupçons.

CHAPITRE XVIII.

De l'arthrite cachée sous l'apparence des maladies des yeux.

L'Arthrite joue aussi quelquefois les maladies des yeux, et spécialement :

1°. Sous forme d'ophtalmie chronique; ici la rougeur est moins considérable que dans l'ophtalmie vraie; un prurit, une douleur vive se renforce le soir, elle cesse ou se modère au moins à l'apparition de quelques douleurs aux extrémités.

La cure après la saignée (si elle est nécessaire), s'opère en donnant, à l'intérieur, les eceoprotiques, les anti-arthritiques, les antimoniaux, par exemple, l'extrait de fleurs d'*arnica m.*, d'aconit, de pulsatile noirâtre (*pulsatilla nigricans*); à l'extérieur, par des collyres discussifs, composés d'eau végéto-minérale, par le vésicatoire aux parties qu'occupoit avant l'arthrite, si elle étoit rentrée; mais entre les épaules, si elle ne s'étoit déclarée que d'une manière vague; enfin, par les cautères et les sétons.

2°. Sous forme d'épiphore (larmoyement), la cure s'opère par la dérivation et les anti-arthritiques, tant à l'intérieur qu'à l'extérieur.

3°. Sous celle de chassie chronique; elle a lieu si la matière arthritique se jette sur les glandes de méibomius. Elle se guérit comme l'ophtalmie arthritique à l'exclusion de la saignée.

4°. Sous forme de cataracte. Le célèbre STOLL vit se former dans une seule nuit, une cataracte par une métastase de matière arthritique : moi-même, en écrivant cette dissertation, j'en ai vu une, qui s'étoit formée dans une seule nuit sans cause manifeste, chez un homme de quarante-trois ans, insigne buveur, mais d'ailleurs très-sain. Après un examen attentif, on ne put en découvrir aucune cause, il ne paroissoit aucun vice de constitution : en conséquence, l'on conclut pour indication générale, de tenter une dérivation de l'œil malade ; on essaya de la remplir par un purgatif; et ensuite par l'application d'un vésicatoire entre les épaules; on le tint ouvert pendant quelques jours : on donnoit à l'intérieur l'extrait d'*arnica m.*; le troisième jour du traitement il se manifesta une douleur légère et fugace par-tout le dos et le bras droit, avec un peu de soulagement de la cataracte, assez cependant pour m'empêcher de douter que cette cataracte fût arthritique.

Sa cure roule sur les eccoprotiques et anti-arthritiques; et à l'extérieur sur les vésicatoires, les cautères, les sétons, etc. comme dans l'ophtalmie arthritique.

5°. Sous forme d'amaurose (*amaurosis*), goutte séraine : je l'ai vu cette forme à l'hôpital pratique, au mois de Mars 1784, chez un boucher âgé de vingt-deux ans, d'un tempéramment sanguin : il fût d'abord attaqué d'une goutte vague; le sixième jour, il lui survint une fièvre bilieuse; alors la goutte se fixe à la poitrine et dans l'abdomen, et y produit de l'inflammation; tandis que par une méthode anti-phlogistique, on s'applique à combattre l'inflammation, la fièvre bilieuse devient putride; la phlogose étant dissipée, on la traita par une méthode appropriée, le malade entra en convalescence; mais l'arthrite dont le malade se plaignoit à peine pendant la fièvre putride, lui tourmenta les membres d'une manière cruelle. Mais elle ne dura pas long-temps; car, trois jours après, elle disparut tout à fait, pour faire place à l'amaurose de l'œil droit. On tenta une révulsion aux pieds par les sinapismes, les vésicatoires; et à l'intérieur, par une décoction de fleurs d'*arnica*, mais ce fut en vain; quoiqu'il parût aux extrémités une douleur fugace, l'amaurose n'en diminuoit aucunement : on continua les fleurs d'*arnica m.*; sous leur usage continué pendant trois mois, l'amaurose disparut entièrement, sans qu'il reparut aucune douleur arthritique.

CHAPITRE XIX.

De l'arthrite sous forme de maladies cutanées.

1°. SOus celle d'érésipèle chronique, fixe et rebelle, qui enfin rend une matière ichoreuse. On l'observe dans les personnes sujettes à la goutte ; il se guérit à l'apparition de la goutte régulière.

2°. Sous la forme d'efflorescences cutanées ; (*croutte dè lait*) teignes par exemple, dartres, taches presque pétéchiales ou scorbutiques, pustules, érésipèle vague, goutte rosacée. Ces maladies servent de crise à l'arthrite.

Le traitement, aprés avoir nettoyé les premières voies, s'opère par les dissolvans, les atténuans, les laxatifs doux et dépurans, et en même-temps légérement diaphorétiques, sans négliger le régime anti-arthritique.

RÉFLEXIONS PRATIQUES RELATIVES A LA DISSERTATION PRÉCÉDENTE.

Fulta veritatis amore, vis unita fortior.

Identité générique de l'arthrite et de la goutte, différence de l'arthrite d'avec le rhumatisme.

LA plupart des auteurs ont distingué l'arthrite d'avec la goutte, quoique d'une manière fort vague. Ils ont spécialement conservé cette dernière dénomination à ses formes les plus régulières, celles qui attaquent les articulations des grandes extrémités, et sur-tout à celle qui attaque les pieds, *podagra;* mais ils ont souvent confondu l'arthrite avec le rhumatisme, parce qu'apparemment, personne jusqu'à ces derniers temps n'en avoit donné de caractéres assez distinctifs. Ainsi, à l'exemple de l'illustre Van Swieten, le célèbre Quarin, (dans un ouvrage fort estimé d'ailleurs) (1) distingue l'arthrite d'avec la podagre (apparemment aussi, *tanquam genus ab specie*); mais, quoiqu'il semble aussi distinguer l'arthrite d'avec le rhumatisme, il finit par les confondre; car selon lui, les sources en sont presque les mêmes, (*iis dem pènè fontibus utraque derivatur*); leurs terminaisons sont presque les mêmes, (*eodem fere modo uterque morbus solvitur*); l'arthrite est-elle jointe à la fièvre? la cure en est la même que pour le rhumatisme, (*arthritis conjuncta cum febre, quæ ære humido, frigido frequentius occurrit eandem quam rhumatismus medicinam exposcit*); selon lui, leur plus grande différence consiste peut-être en ce que l'arthrite est héréditaire et contagieuse, et empêche entièrement la mobilité de membres qu'elle affecte, (*forte ab arthritide rhumatismus hoc maxime differt quod hic nec hereditarius sit, nec contagione contrahatur, nec omnem membri vel articuli mobilitatem tollat*); ne pourroit-on pas ajouter que le rhumatisme est moins sujet aux

(1) *Animadversiones practicæ in diversos morbos. Bruxelles. P.* 168.

aux retours que l'arthrite ; que celle-ci n'attaque guère comme le rhumatisme, le campagnard, le soldat et autres personnes attachées à un genre de vie simple, frugale et mêlé d'une somme suffisante d'exercices corporelles ? En parlant des goutteux, le célèbre Lieutaud dit avoir connu des personnes qu'une santé parfaite, fruit bien doux d'une vie simple et laborieuse, avoit abondamment dédommagée de privations de toutes espèces, nécessités par de grands revers de fortune. Combien la révolution n'a-t-elle pas multiplié ces exemples ? Mais on veut la goutte incurable pourvu qu'elle ne tue pas dans l'instant. Cependant, chaque année, cette maladie plus fréquente encore, signale par des morts tragiques des erreurs toujours funestes. Pour les éviter, philantropie à l'œuvre ; d'après Vogel, Lentin nous donne enfin la ligne de démarcation qui distingue le rhumatisme d'avec l'arthrite. Cette ligne, dit-il (1), est des plus saillante ; *ces deux maladies diffèrent* essentiellement par leur nature, dans leur première formation et dans leur cours, autant que par les remèdes qui leur conviennent. Vogel en avoit déjà donné les caractères distinc-

(1) *Journal d'Hufeland, erster band zweytes stuck, s.* 162.

tifs en 1779; Lentin les a rapporté, journal d'Hufeland; il les a vu se confirmer par sa propre expérience jusqu'en Octobre 1795, et d'abord il est constant, dit-il, d'après des expériences multiplées et faites avec beaucoup de soins, que le rhumatisme se guérit par le mercure, et l'arthrite par l'acide sulfurique; de-là, déjà deux conclusions décisives : *ces deux maladies sont dues à des miasmes tout à fait différens : elles devroient donc aussi être traitées par des remèdes tout différens, et proportionnés à leur nature.*

Pour répandre plus de jour sur cette matière, il nous suffira de considérer avec Lentin les caractères essentiels à chacune de ces deux maladies, de voir d'une manière isolée ce qu'est chacune d'elle, et ce qu'elle n'est pas.

1°. Le rhumatisme n'est ni héréditaire, ni contagieux. Il faut bien distinguer ici ce que la constitution, le local, une même profession, une même manière de vivre, peuvent opérer seuls sur des descendans, d'avec ce qui a été reçu dans le sein de la mère d'une manière proprement dite. Ce qu'il y a de bien certain, c'est que personne jusqu'ici n'a pu démontrer clairement et d'après l'expérience, que le rhumatisme fut contagieux.

2°. Quoique des dispositions différentes produisent nécessairement des effets différens, le rhumatisme attaque presque toujours subitement par l'action du froid, même sans qu'il paroisse dans l'individu attaqué aucune prédisposition remarquable.

3°. Dans le rhumatisme, c'est la douleur qui se fait sentir la première, et c'est le plus souvent aux parties qui ont été d'abord exposées à l'action du froid; il ne s'y établit de fièvre qu'après que la douleur a déjà durée quelque temps, lorsque la constitution se met de la partie; c'est de cette dernière que dépend la violence et la durée de la douleur. Comme dans les fièvres catharrales, les exacerbations s'en établissent vers le soir, supposé qu'elles ne viennent ni à avorter, ni à se renforcer encore par l'effet de quelque changement subit dans l'atmosphère; ou par l'influence des passions de l'ame. Le cours de cette fièvre est assez connu, et je ne ferai que rappeller ici en passant, que les fièvres de cette espéce, s'accommodent beaucoup mieux que tout autre, des opiats réunis aux antimoniaux et aux sudorifiques. Dans ces cas, l'urine n'a aucune mauvaise odeur, elle présente un sédiment rougeâtre.

4°. La douleur rhumatismale n'abandonne pas aisément les parties qu'elle a une fois attaqué; elle s'y fixe au contraire d'une manière opiniâtre.

5°. La matière rhumatismale peut aussi selon l'occasion se fixer où il n'y a que des aponevroses et des membranes, comme je le ferai voir ci-après.

6°. Dans le rhumatisme, il n'y a ni rougeur ni gonflement dans les parties affectées, au moins dans les commencemens; parce que probablement alors, l'acre rhumatismale est encore borné aux extrémités des vaisseaux lymphatiques, et que, à en juger par les accidens, ce n'est qu'après un certain temps qu'il passe dans la lymphe et dans le sang.

7°. Dans les membres rhumatisés, les mouvemens d'abord ne sont douloureux ou empêchés: qu'autant que la matière rhumatismale s'est jeté sur tel ou tel nerf, telle ou telle membrane. Tous les autres muscles conservent la liberté des mouvemens, comme il arrive aux hanches, aux épaules, aux muscles du col.

8°. Dans le rhumatisme, la chaleur du lit augmente d'autant plus la douleur, qu'il est propre à cette maladie de s'exaspérer vers la nuit. La chaleur accumulée dans celui même qui en est le moins susceptible, finit par en faire sortir le malade.

9°. Le rhumatisme même déjà fixé, peut se dissiper fort promptement par l'électricité, s'il est tout à fait simple; moi-même j'en ai vu plusieurs exemples, et les Maudhuyt, Mazars de Cazelle, Bertholon m'en ont fourni encore plus.

10°. Le rhumatisme se fixe volontiers, 1°. aux épaules. 2°. S'il attaque la tête au dehors, c'est le péricrâne; au dedans, c'est la duremère; si ce sont, 3°. les yeux, la douleur se fait sentir d'abord à l'œil qui a reçu l'impression du froid; suit alors une fièvre locale, et ce n'est qu'après qu'il survient aussi de la fièvre dans le reste du système. 4°. A la gorge; ici on ne peut avaler qu'avec la plus grande douleur, quoiqu'il n'y paroisse rien.

5°. Aux dents; il les attaque souvent d'une manière épidémique; il se rencontre toujours en même-temps quelques maux de gorge, soit interne, soit externe, ils gagnent les oreilles, gonflent les glandes; cependant ce gonflement paroît, au moins, au commencement affecter davantage les enveloppes glanduleuses, que les glandes elles-mêmes. 6°. Aux oreilles; il n'est point de douleur plus violente que celle qu'excite le rhumatisme aux oreilles. Il n'en est pas même qui excite aussi aisément la fièvre et l'inflammation; mais les convulsions et le délire s'y joignent encore plus facilement.

7°. A l'estomac; il y produit des spasmes, etc. etc.

8°. A la vessie urinaire; je ne l'y ai rencontré qu'une seule fois depuis 1779.

9°. Aux hanches; sur cette partie, le rhumatisme peut avoir des suites terribles lorsqu'il y est négligé ou mal traité. Telle est la marche du rhumatisme ; voyons l'arthrite ou la goutte.

De l'arthrite ou la goutte.

1°. L'arthrite de même que la goutte aux pieds, etc. est héréditaire et contagieuse. Cette vérité est tellement appuyée sur l'expérience de tous les temps, qu'il est inutile que j'en rappelle ici en preuve aucune histoire particulière. Mais si l'espèce principale en est héréditaire, toutes ses ramifications ne le sont pas moins.

Depuis le système lymphatique, cellulaire, des entrailles et des glandes abdominales, jusqu'aux follicules muqueuses les plus reculées, follicules qu'Alexandre Monro, en 1788, avoit déjà découvertes au nombre de cent quarante. (*Voyez la description qu'il donne de toutes les follicules muqueuses du corps humain. Edimb.* 1788, *p.* 8.) Tout paroît pouvoir contracter de naissance une disposition arthritique, capable de se transmettre aux descendans avec la même facilité que le vice scrofuleux ; et le système semble même alors favoriser et assimiler le miasme arthritique (n'eut-il été reçu du dehors que par absorbtion), comme il favorise les autres miasmes, qui ont coutume de se communiquer à la lymphe, avec cette différence cependant ; que d'une part la constitution est plus sensible et de l'autre le miasme est plus fort et plus actif.

En pareil cas, le systême lymphatique par une sorte d'inertie originelle, par un retard d'action sur la lymphe, semble y amener cette condition nécessaire à la production de la fièvre arthritique. Cette fièvre, supposée dans le sujet la même disposition, doit se reproduire à des périodes plus ou moins éloignés, selon que cette inertie originelle de la part des vaisseaux lymphatiques, prédispose plus ou moins promptement la lymphe qu'ils contiennent à un nouveau paroxisme arthritique. Telle est l'idée que je me suis formée de la disposition héréditaire à la goutte, et de la reproduction des paroxismes arthritiques.

Cependant elle peut aussi avoir lieu sans être héréditaire et sans garder aucun période ; et cela peut arriver ou par des erreurs de régime ou par contagion ; dans ce dernier cas, elle n'est contagieuse que pour ceux qui se trouvent dans des circonstances semblables, et supposée certaine disposition de la part du systême lymphatique, il peut arriver que le miasme soit reçu comme ferment, quelque doux et inactif qu'il soit pour tout autre. Alors cependant, le premier mobile des ossillations maladives des vaisseaux, semble primitivement résider dans la lymphe. Il résulte aussi de-là, qu'après sa despumation, le système lymphatique reprend entièrement ses premiers droits, et qu'alors il se trouve aussi peu disposé à produire un nouveau paroxisme de goutte, que peu propre à propager après lui la disposition arthritique. Mais le miasme arthritique produit encore d'autres formes maladives, qui ne se guérissent radicalement, que quand on les traite comme l'árthrite proprement dite (1). Ainsi il se présente souvent ce qu'on appelle un flux hémorroïdal muqueux, ou encore des urines muqueuses, sur-tout chez les personnes tellement affoiblies par l'approche de la vieillesse, que chez eux la nature ne peut plus produire d'effort arthritique suffisant pour développer le miasme goutteux, et le jeter sur les siéges qui lui sont ordinaires. La partie de l'íleon qui se trouve sous les fausses côtes du côté gauche, forme une poche qui est le siége principal de cette matière arthritique; elle se manifeste long-temps avant sa sortie par un serrement continuel et une anxiété, et quoiqu'il ne soit pas rare qu'il s'y réunisse un

N. T. (1) J'ai vu plusieurs fois l'asthme spasmodico-humoral, ne céder qu'aux anti-arthritiques. Seroit-il le plus souvent arthritique? C'est à l'expérience à en décider. J'en citerai cependant quelques exemples. *Voyez ci-après, observations à l'appui.*

vais, on se plaint d'un goût d'encre ou cuivreux, l'appétit se change en désirs; à peine a-t-on essayé de les satisfaire qu'ils disparoissent; les vents et les excrémens prennent alors une odeur putride, la sueur prend celle de l'urine, et communément, vers deux heures du matin, s'annonce la fièvre arthritique par un frisson remarquable accompagné de mal-aise, d'envie de vomir et ensuite de vomissemens réels. D'ordinaire, tout cet appareil est accompagné de beaucoup d'anxiété; à la fin du frisson, paroissent à l'articulation qui doit servir de siége à une partie de la matière arthritique, des douleurs plus ou moins violentes; je dis à une partie, car d'ordinaire la fièvre arthritique reparoit vers le troisième ou quatrième jour, selon que la première a été plus ou moins forte, selon qu'elle a emporté plus ou moins de matière arthritique. Elle n'attaque cependant pas l'estomac avec la même violence. Si alors la douleur est fort violente dans les parties affectées, il s'établit une fièvre d'irritation tout à fait distinguée de la précédente : comme la douleur, elle est d'une nature continue rémittente; on peut la modérer par les calmans.

3°. Dans l'arthrite, la douleur suit la fièvre; dans le rhumatisme, au contraire, la douleur se fait sentir d'abord, et ce n'est qu'après qu'elle a déjà durée quelque temps, qu'il s'établit le soir une fièvre qui a la plus grande ressemblance avec la catharrale. Dans l'arthrite, lorsque le gonflement s'établit, la douleur diminue; dans le rhumatisme pas du tout; et si le gonflement y a lieu, il n'occupe jamais le siége de la douleur. C'est quelque partie éloignée qui se gonfle; ce sont les pieds, par exemple, après une affection opiniâtre des hanches; ce sont les mains après celle des épaules. Ainsi se distingue l'odontalgie arthritique de la rhumatismale.

4°. L'arthrite passe souvent de l'articulation, d'un côté à l'autre; le rhumatisme, au contraire, fixe dans un même endroit son siége douloureux, et le plus souvent c'est d'une manière assez opiniâtre. D'ordinaire, un frisson annonce le déplacement de la matière arthritique.

5°. L'arthrite ne s'étend point sur les membranes; quand rien ne la détermine ailleurs, elle s'attache aux extrémités, aux articulations et aux réservoirs lymphatiques, qui leur sont le plus étroitement liés; et d'après toutes les apparences, par la chaleur de l'inflammation, elle coagule tellement la lymphe qui s'y trouve contenue, qu'on l'y voit tantôt sous forme calcaire (1), tantôt

N. T. (1) D'après MM. Tenant, Defourcroy et Vauquelin, ces concrétions arthritiques consistent en une combinaison d'acide lithrique et de soude.

vrai flux hémorroïdal rouge; ne doit-on pas alors le considérer plutôt comme une suite de cette accumulation ? Ce qu'il y a de certain, c'est que ce flux ne diminue pas le serrement du côté gauche, quand même il est abondant; tandis qu'au contraire, les tracasseries hémorroïdales diminuent d'une manière marquée, dés qu'il s'est échappé par l'anus, même à l'insçu des malades, une certaine quantité de matière muqueuse (1). Aprés cette évacuation, il est plus rare qu'il paroisse quelque paroxisme arthritique formé, la fièvre même disparoît après un seul paroxisme, quoiqu'elle fût d'ailleurs assez forte et continuelle, quoique la main ou le pied fut douloureux, rouge et gonflé; j'ai vu dans ces cas l'inflammation s'amortir et la douleur s'appaiser, quoique le gonflement subsistât assez long-temps. C'est aussi aux anomalies arthritiques, que je rapporte le vertige et l'hémiplégie goutteuses. Quelquefois la paralysie se forme d'une manière brusque, mais quelquefois aussi, elle se déclare peu à peu, quoique la connoissance reste entière et le

N. T. (1) Je viens de voir un exemple semblable. Ce fut une des cinq scènes maladives que nous présenta successivement un même fond atrabilaire. Elles furent ensuite suivies d'une légère attaque de goutte au pied, et d'évacuations bilieuses qui en portoient le caractère. J'en rapporterai l'histoire ci-après.

tact bon. D'aprés le sentiment d'Elsner, maintenant par-tout adopté, ce que l'on appelle angine pectorale est aussi de nature arthritique; mais dans ces anomalies, il reste presque toujours à désirer une fièvre arthritique convenable, des symptômes précurseurs suffisans. Quoiqu'il n'y ait point de paralysie proprement dite, l'impossibilité de remuer le membre attaqué de goutte ne dépend point d'un nerf ou d'une membrane seulement, c'est de toute l'articulation. Il y existe de la douleur, de la chaleur et du gonflement.

2°. L'arthrite a ses préludes, elle n'attaque jamais sans; mais par leur nature, ils paroissent menacer sur-tout ceux à qui ils sont le moins suspects. Car qui pourroit craindre le principe d'une maladie brusque, longue et douloureuse, dans un homme qui jouit du sentiment d'une santé parfaite, d'un appétit excellent, et même devenu meilleur encore qu'il ne l'avoit été jusque-là; dans un homme qui boit avec plaisir, qui se sent un nouveau feu, une aptitude nouvelle pour toutes ses occupations ordinaires, et qui, à la fatigue de quelques rêves près, dort parfaitement; sur-tout lorsque chacun croit voir sur sa figure brillante l'empreinte de la santé? Mais bientôt à ce période de jouissance en succède un autre tout différent. Il y a de la pesanteur, l'haleine sent mau-

nous laissent toujours plus foibles après. Et personne n'est plus enclin aux accès de colère, à se chagriner et s'emporter avec violence pour des bagatelles; personne dis-je, n'est plus enclin à lancer comme un bombe, s'il est permis de s'exprimer ainsi, toute sa force nerveuse, qu'un homme condamné aux soupes à l'eau, à la douleur et à passer des nuits entières dans une insomnie cruelle, sur-tout si sa sensibilité n'étoit presqu'à l'unisson des jouissances les plus agréables. D'un autre côté, un *stimulus* trop fort et peu mesuré sur les forces centrales, empêche la matière arthritique de se déposer régulièrement, au point même de boulverser toute l'économie vitale, et de lui porter aussitôt le coup mortel. Je connois un cas de cette espèce; j'en rapporterai ici l'essentiel, afin qu'il puisse servir d'exemple. Un conseiller de province, homme de mérite, qui se trouvoit éloigné au moins de trois mille (cinq lieues de France environ) du médecin le plus voisin, dut, à une première attaque de goutte à l'estomac, recourir aux conseils d'un chirurgien voisin, qui lui donna un malheureux vomitif; il étoit de tartre émétique (tartrite d'antimoine) les efforts pour vomir augmentèrent au point, que le malade mourut sur le champ sans pouvoir rendre, sans qu'il survint aux pieds aucune trace de goutte. Dans ce cas, dont la nature laissée à elle-même sait souvent se tirer plus heureusement pour le bien du malade, j'ai trouvé que des bains tièdes d'eau et de lait, tant des pieds que des mains, des lavemens d'herbes émollientes et calmantes, selon l'état et la constitution particulière des malades, un mêlange de sel de corne de cerf (de carbonate avec excès d'ammoniaque empyreumatique cristalisé) et de vin du Rhin, ou la potion de rivière, étoient ce qu'il y avoit de plus avantageux. Car, le *stimulus* puissant qui excite au vomissement, réside moins souvent dans l'estomac même, que dans ses membranes et le plexus cardiaque. Sa réaction est d'une force étonnante, lorsqu'il est irrité par un stimulant tel qu'est pour lui l'impulsion de la matière arthritique. En effet, souvent il n'existe dans l'estomac aucune matière qui doive ou puisse être rejetée par le vomissement. La langue est alors plus nette qu'on ne pourroit le soupçonner; d'ordinaire, elle est comme on la voit dans la plupart des maladies nerveuses, blanche, sans mauvais goût; la matière du vomissement même, n'a ni odeur ni saveur particulière. Enfin, il arrive souvent que l'on n'a rien mangé auparavant qui puisse exciter une pareille révolte de la part de l'estomac : de sorte qu'il ne reste presque plus rien qui puisse induire en erreur, quoiqu'il puisse arriver que le malade demande qu'on lui donne un vomitif. Quand bien même il

sous celle de cartilage, et tantôt sous forme osseuse. Alexandre Monro a cité beaucoup de cas de cette nature, table 9me.

6°. Dans l'arthrite, les articulations sont enflammées, douloureuses au toucher, il y a gonflement.

7°. Aussi long-temps que la matière arthritique ne lâche point prise, l'articulation malade reste ou totallement, ou au moins en grande partie immobile. Cependant, la violence de la douleur n'empêche point qu'on ne doive essayer de la mettre en mouvement : la souplesse s'y rétablit, soit à la fin de la maladie, quand elle n'y laisse pas de ces concrétions dont nous avons parlé, soit par métastase, lorsque la matière arthritique se porte sur une autre articulation, ou, ce qui arrive encore malheureusement, lorsquelle se jette sur la tête, les yeux, les oreilles ou quelqu'une des parties internes.

8°. La douleur arthritique s'adoucit par la chaleur; le rhumatisme au contraire ne la supporte pas bien, et ne peut presque souffrir celle des lits de plumes.

9°. Les siéges ordinaires de l'arthrite sont: les doigts, la main, l'articulation du coude, la paume de la main, les articulations du pied, du genou; les vertèbres du dos n'en sont que rarement attaqués : je n'ai rencontré ce cas qu'une seule fois en quarante ans de pratique.

Les métastases arthritiques vers les parties internes, mais sur-tout vers les poumons, l'estomac, les intestins, la vessie, et particulièrement vers les prostates, dépendent de l'idiosyncrasie des sujets; mais il faut bien distinguer entre la matière arthritique retenue, et celle qui est rentrée. L'arthrite est retenue, lorsqu'avec le *stimulus* arthritique qui occasionne la fièvre, il existe un autre *stimulus* plus puissant dans tel ou tel organe, ou une foiblesse locale, qui détermine la matière arthritique développée à se fixer sur des parties qui ne lui sont pas ordinaires. Elle est rentrée, quand sa matière déjà développée, et déposée sur quelqu'un de ses siéges ordinaires, vient à être réabsorbée et jetée sur tel ou tel organe, qui pendant le cours naturel de cette maladie, s'est trouvé trop irrité, ou affoibli d'une manière particulière. Ces deux états se trouvent ordinairement réunis après de violentes affections et commotions de l'ame; et je crois que pour appuyer cette vérité, c'est bien ici l'occasion de rapporter le sentiment de Dechants-Swift, qui prétend peut-être avec raison, avoir guéri plusieurs personnes au moins de quelques espèces de folies (1).

Nos passions, dit-il ressemblent à des attaques de convulsions; quoique pour un temps, elles nous rendent plus forts, elles

---

N. T. (1) Ces curès sont-elles rares?

se rencontreroit, outre le désir du malade, que l'estomac fut chargé de matière indigeste, il ne faudroit encore rien précipiter. Dans la pratique, cette règle *divide et impera*, demande la plus grande circonspection; c'est bien le cas de faire diversion, il est vrai, de diminuer la violence du *stimulus* en le dirigeant ailleurs; mais en même-temps, il faut choisir un moyen qui soit proportionné à la constitution et à son degré d'irritabilité. Pour cela, il suffit d'ordinaire d'un demi-grain à un grain d'ipécacuahna avec le thé de camomille.

Toutes choses égales, il en est de la métastase arthritique sur les intestins, comme de la métastase laiteuse, je veux dire, que communément ce n'est qu'une suite d'un *stimulus* matériel déjà préexistant dans les intestins. Autant que je puis m'en souvenir, je n'ai jamais eu à traiter aucun goutteux; qui avant l'explosion de la fièvre arthritique, n'ait déjà eu dans les intestins plus ou moins de vents et d'impuretés urineuses, putrides. A ces impuretés putrides, qu'on ajoute alors, comme on l'a souvent remarqué dans les affections arthritiques méconnues, le *stimulus* d'un acre ammoniacal volatil, capable de changer en douleur vive, l'impression stupéfiante des matières putrides; cette irritation seule sera déjà suffisante pour donner aux mouvemens fébriles une tournure capable, ou d'arrêter la matière arthritique assez long-temps dans les intestins pour y occasionner du spasme et de la douleur, ou d'y rappeller de nouveau celle qui s'étoit déjà déposée, jusqu'à ce qu'il s'établisse une fièvre continue compliquée de putridité et d'inflammation, à laquelle il en est peu qui échappent, à moins qu'on ne vienne au secours des malades par les moyens les mieux dirigés et les plus efficaces..... Mais, comme dans ce cas il ne s'agit plus proprement d'arthrite, je m'écarterois trop de mon but, si je m'étendois ici sur les moyens curatifs qui lui conviennent; il me suffira d'exposer la méthode curative propre à parer aux accidens brusques ou chroniques, qui suivent d'ordinaire les métastases arthritiques; et ordinairement, elle n'est pas moins heureuse sous tous les autres rapports, pourvu que le malade ait l'esprit parfaitement tranquille, et qu'il observe le régime qui lui est prescrit.

La partie prophylactique du traitement, cette partie si importante dans toutes les maladies, mais en même-temps si négligée, ne peut s'appliquer qu'à la goutte héréditaire ou à ses retours périodiques; il est très-rare qu'elle puisse s'étendre à celle qui est le fruit des écarts du régime ou de la contagion. Celui qui a une fois reconnu qu'il descend de parens arthritiques, doit sur-tout se rendre attentif à l'état de son appétit, de ses digestions, à la transpiration du corps, sur-tout à la chaleur des pieds; et déjà soupçonner l'approche de l'ennemie, quand il se sent l'appétit plus fort, ou qu'il ne peut se rassasier aussi promptement que de coutume. Il en est de même s'il a plus d'avidité, si sa figure se couvre d'un rouge brillant, s'il éprouve quelque pesanteur dans les mouvemens du corps, et que les excrémens et les vents prennent une odeur extrêmement forte. Tout médecin peut, par l'effet seul d'un régime approprié, mais rigoureusement observé, régulariser et adoucir parfaitement la goutte héréditaire, et la contenir ainsi dans des bornes même préférables à une entière guérison, puisque l'on ne peut guère y atteindre sans jeter le fondement de quelque maladie nouvelle. Car, quiconque a une fois hérité de cette constitution, doit la regarder comme faisant partie de son existence, et il n'a plus contre elle de secours ni de garantie plus sûre, que le retour réglé de cette opération pathologique de la nature. Elle se termine sans beaucoup de peine, en temps et d'une manière convenable, quand d'avance, tout a été disposé et dirigé vers cette fin; car le plus grand avantage est toujours du côté du malade, quand il a soin de conserver à sa constitution une supériorité de force sufisante sur le principe de la maladie qu'elle doit combattre victorieusement; quand pour cela la force de la nature peut se suffire à elle-même, sans emprunter le secours des remèdes.

D'après cela, l'on voit clairement combien il est nécessaire de recommander à ces sortes de personnes, la modération et la diète la plus simple; sur-tout, si l'on fait attention que ces personnes peuvent s'écarter plus facilement et plusque toute autre; parce que leurs désirs se portent toujours de préférence vers les alimens et les boissons les plus propres à chatouiller le palais et à exciter l'appétit. Pour les cas où il seroit nécessaire de préparer et de favoriser les efforts de la nature par des moyens convenables, afin d'amener à maturité un période arthritique; voici en abrégé ce qui seroit alors à observer.

Aussitôt que l'on s'est apperçu, qu'outre les autres signes précurseurs de la goutte, les excrémens et les vents ont pris cette odeur spécifique qui leur est propre, aussitôt, il faut vider le canal intestinal par des acides et d'autres moyens doux, aidés par des lavemens, et les continuer jusqu'à ce que cette odeur commence à se dissiper. Ces moyens doivent être d'autant plus doux que cette odeur forte diminue davantage. Dans ces cas, je me sers sur-tout du laxatif de Vienne (1) avec le sel de seignette; pour lavemens, j'employe des espèces émollientes, j'y fais ajouter quelque laxatif, etc. Dans tous les cas, aussi long-temps que cette odeur reste encore forte, j'y ajoute en outre une ou deux cuillerées de vinaigre de vin. Mais aprés cela, il importe beaucoup de savoir si la fièvre arthritique primitive a cédé à des sueurs ou à des urines épaisses, ou si le paroxisme arthritique s'est terminé à la suite de ces deux évacuations qui se seroient succédées l'une à l'autre; dans le premier cas, j'employe le soir une dose de poudre de dower avec quelques tasses d'infusion théïforme de fleurs de sureau; mais dans le second, j'ai recours à une solution d'extrait de trèfle d'eau dans une décoction de la même plante, avec un peu d'esprit de *mindererus* (d'acétite d'ammoniac), ou s'il reste encore quelque trace de putridité, au lieu de cet esprit, je donne un peu d'acide sulfurique, sur-tout lorsque le malade paroît s'affoiblir par la sueur. S'il existe en même-temps une toux qui, comme de coutume, s'exaspérât facilement par l'acide sulfurique, je le couvre par un mélange de suc de réglisse. Aussitôt que la disposition inflam-

(1) L'infusion de sené, la manne et quelque carminatif, en font la base.

matoire de la tumeur s'est dissipée, j'administre le soir et le matin avec le plus grand succès, les pilulles scillitiques d'Edimbourg, et de plus, pendant le jour, quelques doses d'élixir acide de Haller, ce qui remet excellemment les malades. Quelque bien et régulièrement que tout se passe d'ordinaire d'aprés ce traitement, il reste cependant encore pour la suite une indication fort importante à remplir; c'est de purifier le mieux possible la masse des humeurs de tout principe arthritique développé, et de fortifier le systême lymphatique et les organes digestifs. Je croirois manquer au lecteur, si je voulois ici passer en revue tous les moyens que j'ai dû employer quelquefois d'aprés l'état et les circonstances si variés qui résultent de la force constitutive et de la santé individuelles; je me contenterai donc de recommander particuliérement l'usage fréquent des bains de soufre. Chacun peut par-tout en préparer par lui-même. Mais je recommande encore d'une maniére plus particuliére, ceux de Nenndorf, de Limmer, prés de Hanovre, et pour les constitutions délicates, ceux de Rehbourg. Ces bains réalisent, pour beaucoup, la palingénésie, d'ailleurs si souvent chimérique, tant les malades en reviennent sains et fortifiés. Quant à la maniére de fortifier les organes digestifs en particulier, un mêlange d'essence de Botrys (*chenep. amb.*) et de trèfle d'eau (*trifol. fib.*) préparé à l'esprit de vin, est ce qui m'a le plus réussi.

Mais dans quel période de l'arthrite, l'acide sulfurique réussit-il autant que le mercure dans le rhumatisme ? C'est en quelque sorte ce qui me reste encore à déterminer ici. Si dans l'usage même des bains de soufre, l'on considère l'acide sulfurique qu'y absorbe le malade, l'on verra qu'il jouit d'une vertu particulière, tant dans le plus haut période de la fièvre arthritique, excitée par un principe caché et de nature putride, que dans l'arthrite chronique, quelles que puissent être les formes multipliées qu'elle prenne, rhumastismale, scorbutique, ou autres; peu importe. Il n'est que trop commun en effet de la voir prendre et traiter tant pour le rhumatisme que pour le scorbut, mais pour ce dernier surtout, parce que le scorbut, pendant les agitations longues et continuelles de l'arthrite, soit héréditaire, soit acquise, s'établit d'autant plus facilement, qu'à la ténuité de la diète, toute la position physique, la négligence et les moyens mal entendus viennent se réunir pour tromper le vœu de la nature vers la guérison.

Dans cet enchaînement de circonssances malheureuses, ce n'est souvent qu'après des recherches exactes qu'on parvient enfin à découvrir la nature arthritique de la maladie. Mais, ici même, après les mesures préparatoires convenables aux circonstances, l'acide sulfurique allié à une boisson de malz, ou à une tisanne de bourgeons de sapin et de douce-amère. ou de trefle d'eau, aromatisé d'un peu de vraie écorce de winter, et aidé de tout ce que la diète et surtout l'usage fréquent du choux-croute peut présenter d'avantageux, sont encore d'une efficacité remarquable et souvent frappante; à moins que la maladie soit vénérienne ou dépende de l'usage du mercure.

La goutte acquise par des écarts de régime, soit qu'on la regarde comme naissante, soit qu'on s'apperçoive qu'elle a déjà duré long-temps, demande, il est vrai, au commencement du traitement, les mêmes moyens que l'héréditaire. Cependant, lorsque l'accès est passé, elle ne nécessite pas autant d'égards et de fortifians par rapport au système lymphatique; parce que ce système se rétablit de lui-même, en évitant tout ce qui peut de nouveau reproduire la maladie, et pousser trop loin l'activité vitale. Mais d'après mon expérience, si ces personnes ne se trouvent pas assez nettoyées, comme il arrive souvent; si leurs organes digestifs ne se trouvent pas assez fortifiés tant par les remèdes convenables, que par les ménagemens, elles deviennent sujettes aux hémorroides, et surtout

tout à leurs anomalies. Dans cette disposition, je conseille extrêmement l'usage interne des eaux de Wisbaden réunies aux extraits savonneux, pour passer ensuite à celui des eaux légérement ferrugineuses. La goutte par contagion, quand elle est récente, et qu'en outre elle n'est point aussi produite par une diète proportionnellement mauvaise, cède bientôt aux bains sulfureux, et au gayac aidé du tartre émétique à petite doses; à moins que l'on puisse supposer, qu'il existe primitivement, soit dans la lymphe, soit dans le systéme lymphatique, quelque vice propre à la favoriser.

Lunebourg, Février 1796.

LENTIN,

Médecin de la Cour.

OBSERVATIONS

A L'APPUI

DE LA DISSERTATION

SUR L'ARTHRITE.

Constitution bilieuse, atrabilaire, arthritique, observée à Lille, par le citoyen B. DUTILLEUL, *médecin.*

UN religieux, ancien curé, âgé d'environ cinquante-deux ans, tempérament sanguin devenu mélancolique, me fit appeller le 25 Mai 1802; il avoit été exposé à diverses circonstances fâcheuses, relatives à la révolution; il avoit fait antérieurement une fièvre bilieuse putride, qui s'étoit terminée par un gonflement hémorroïdal; il avoit aussi été sujet, dans d'autres circonstances, à l'hémorragie du ventre sans suite fâcheuse. Il me déclara aussi avoir éprouvé des dérangemens d'estomac qu'il faisoit remonter à deux ans. Depuis deux mois sur-tout, il traînoit une existence pénible; ses forces étoient diminuées d'une manière très-sensible; il en étoit au point de ne pouvoir aller outre. Découragé, il réclamoit les soins de l'art, qu'il croyoit avoir appellé trop tard à son secours. Une pesanteur et une lassitude générale de tous les membres, mais sur-tout des extrémités inférieures, une douleur gravative de la tête, une anxiété remarquable, des frissons précédens, un pouls vif et précipité, mais peu dilaté et visiblement abdominal, une altération insatiable, la bouche grasse et amère, une langue pâteuse et chargée d'une couche d'un jaune-brun; tels étoient les symptômes principaux de la maladie. tout annonçoit un foyer pituitoso-bilieux, putride et atrabilaire; en conséquence, je lui prescrivis un mêlange de crême de tartre porph. de sucre, de nitre et de tartrite d'antimoine, dans la proportion suivante : de crême de tartre et de sucre blanc, de chaque, une once; de nitre dépuré, une dragme; de tartrite d'antimoine, deux grains; mêlez exactement. S. D. une cuillerée à café de deux en deux heures : pour boissons, de la limonade, du thé au citron. Le soir, je trouvai qu'il s'étoit déchargé de plusieurs selles, d'abord fort matérielles et ensuite brunes et dissoutes. Il lui prit ensuite un frisson, des vomissemens. C'étoit un sang noir et très-épais ; il en avoit laissé au moins quatre à cinq livres. Je suspendis l'usage de la poudre en question, et j'employai l'eau de riz légère, et une infusion de sommités de mille-feuilles, acidulée d'acide sulfurique ; le sang qui avoit commencé à passer par les selles, ne tarda point à en disparoître graduellement. Le lendemain vers le soir, il passa quelques excrémens d'un vert-jaune, la fièvre étoit abdominale, et prenoit une marche continue rémittente. Le redoublement principal étoit du soir au matin ; il se prolongeoit plus ou moins dans la matinée ; sa fin étoit marquée par une tendance partielle à la sueur ; son commencement par une espèce de froid plus ou moins considérable. Cinq jours après le vomissement de sang, je retournai à l'usage de ma poudre composée, mais à doses plus éloignées d'abord, et en alternant avec l'infusion de mille-feuilles acidulée, et une poudre composée de la manière suivante : de camphre, un scrupule ; de kermes minéral, quatre grains ; de sucre, deux scrupules. Mêlez exactement, et divisez en douze parties égales. S. D. une prise de six en six heures. Les redoublemens du soir paroissoient alternativement plus forts, l'agitation des extrémités inférieures étoit extrême, même le jour, mais la nuit sur-tout ; la douleur qu'elle lui causoit lui arrachoit des plaintes, du milieu même d'un assoupissement inquiet, auquel vouloit se livrer la nature, lors de la tendance aux sueurs partielles. Presque chaque jour étoit marqué par quelque évacuation de nature critique; le matin, il y avoit des crachats plus ou moins épais, l'urine déposoit ou présentoit quelque nuage; dans la journée, le ventre se déchargeoit de matières bilieuses plus ou moins consistantes, quelquefois même liées, de quelques vers. Vers le 10 Juin, l'état d'amélioration générale, où se trouvoit le malade, permit, outre ses boissons ordinaires, sa limonade, l'eau d'orge ou de riz, le petit lait, quelques petits bouillons dans la journée, quelques cuillerées de vin de Grave, et quelques morceaux de biscuits. Le 11, il se trouvoit assez gai;.. une nouvelle fâcheuse l'affecta jusqu'au fond de l'ame; la nuit suivante, il y eut délire et transport. Les trois jours suivans, il resta comme frappé de la foudre. Les redoublemens avoient pris une force nouvelle, plus d'extention, leur chute étoit marquée par une sueur du haut du corps, des extrémités supérieures sur-tout; ces sueurs durèrent environ quatre jours, de trois à douze heures, et sans soulagement. Les autres excrétions étoient diminuées de beaucoup. Des cataplasmes, des sinapismes aux pieds, des vésicatoires aux jambes, furent appliqués successivement; le délire, d'obscure qu'il étoit, devint très-frappant, sur-tout à la suite de mouvemens convulsifs, que l'on vit s'élever du bas ventre, et gagner la mâchoire inférieure. La convulsion de cette partie alterna pendant deux jours avec un babil et une volubilité frénétiques, les yeux gonflés sembloient sortir de la tête, les extrémités des vaisseaux de la cornée étoient gonflées d'un sang noir, le ventre étoit alors distendu et balonné. Un vésicatoire appliqué à la nuque, l'opération abondante de quelques lavemens simples et chargés de vinaigre, des onctions d'huile camphrée sur le bas ventre, lui avoient procuré quelques momens de calme. Il lui survint un nouveau vomissement d'un sang noir de suie, des selles de même nature, le lendemain, commencèrent à se teindre de vert, vert-jaune; la poudre saline, la camphrée, avoient été suspendues pour faire place de nouveau à l'infusion de mille-feuilles acidulée, j'y avois ajouté par intervalles un peu de poudre d'alun et de sang de dragon; je l'abandonnai et commençai à faire passer en alternant avec l'infusion acidulée, un électuaire de pulpe de tamarin et de nitre. La dépuration reprit un cours plus régulier; cependant les forces étoient fort basses. Je prescrivis une décoction de quinquina jaune, animé d'éther sulfurique; chacun des derniers remèdes avoit son tour à deux heures d'intervalle; les boissons étoient toujours, la limonade, le petit lait de beurre, l'eau de riz, etc. Je fis alors placer de nouveau quelques bouillons légers, quelques cuillerées de vin de Grave. Le corps se déchargeoit deux à trois fois en vingt-quatre heures, et de matières plâtreuses. Je rehaussai la potion de quinquina, je substituai l'acide sulfurique à l'éther, et supprimai le tamarin : j'augmentai graduellement la nourriture... Au bout de dix à douze jours, le malade se promenoit une partie de la journée dans sa chambre, et en descendoit. Le ventre se déchargeoit toujours, deux fois en vingt-quatre heures, de matières d'un vert-brun et d'apparence glaireuse. Lors de l'explosion précédente, quatre plaies avoient pris l'empreinte gangréneuse la plus prononcée. Elles étoient guéries; le malade dormoit de deux nuits l'une. Cependant, les pieds, les malléoles et les jambes s'enfloient; quelques jours après, le bas ventre parut aussi augmenter de volume, malgré la liberté du ventre que je n'osois d'ailleurs exciter davantage; on y appercevoit une fluctuation obscure. Bientôt se déclare une nouvelle éruption par haut et par bas. C'étoit encore du sang; quant à la couleur et à la consistance, il tenoit le milieu entre celui de la première et celui de la seconde éruption. Les vomissemens se réitérèrent trois à quatre fois dans l'espace de deux jours, avec plus ou moins de défaillance; le ventre en laissa des traces au moins trois jours entiers, l'hydropisie augmentoit à vue d'œil. Enfin le sang tarit sous l'usage d'un mélange de crême de tartre porphirisée et de gelée de groseilles, du suc de groseilles en boisson, de bouillons de veau aux herbes, du vin de Grave; et les dépurations alvines et par les voies urinaires reprirent leur cours. On augmenta les alimens liquides. Bientôt il s'annonça un dépôt critique au bas de la jambe droite; on ne l'attendit point; il étoit urgent de la faire couler pour suppléer aux urines. Peu à peu l'écoulement s'y établit au point de fournir jusqu'à passé trois livres par jour d'une sérosité jaune-brune et corrosive; elle descendoit en fusée et répondoit exactement aux mouvemens douloureux et critiques qui partirent d'abord et successivement de tous les points de la région hépatique, avec évacuations alvines, subséquentes et proportionnées. Les douleurs à la jambe étoient le plus souvent atroces; en général l'écoulement y rémédioit. Cependant, le gros doigt de pied droit réalisoit le premier ce que j'avois déjà prédit, tumeur, rougeur, douleur considérables, et sous l'usage toujours continué de la crême de tartre, à laquelle j'avois fait ajouter de nouveau du nitre et du tartre stibié, le foie donna le signal d'une action générale; il sembloit au malade qu'on le lui arrachoit. C'étoit son expression. Le lendemain, six évacuations copieuses de matière purement atrabilaire, couleur de suie; à la suite, urines fort abondantes. L'enflure du ventre étoit presque entièrement dissipée, l'appétit avoit alterné avec les mouvemens critiques, nous en avions profité avec modération. A cette crise nouvelle succéda un calme parfait de la part du foie, cependant, le pouls étoit toujours abdominal, et bientôt diverses parties du ventre donnèrent aussi le signal douloureux d'un travail nouveau. Diverses évacuations critiques de la part du ventre, divers flux d'urines assez abondans en furent encore les résultats successifs. L'écoulement de la jambe droite continuoit, toujours précédé de plus ou moins de douleur. La jambe gauche à son tour annonça un dépot critique; on la fit couler davantage; elle devient le siége d'un écoulement semblable à celui de la droite, et le gros doigt de pied, de tumeur, rougeur et douleur assez fortes. Cependant, l'écoulement de la jambe les amortit dans ce point, elles se rapprochèrent de la malléole et du talon. Maintenant encore, 22 Septembre, le travail critique continue à se partager successivement entre le bas ventre qui en est encore la source, comme la voie de dépuration, pour les matières les plus grossières, les plus terreuses, et les jambes, devenues depuis long-temps le lieu du dépôt des parties bilieuses, les plus tenues, les plus exaltées et les plus corrosives. Cependant, depuis plusieurs jours, le travail critique du ventre est devenu insensible, quoique le plus souvent, le pouls reste encore abdominal. Les jambes sont beaucoup moins corrodées et moins douloureuses; leur volume est diminué au moins de moitié, leur couleur devient plus vive et plus naturelle, le pus est moins séreux, plus épais et plus blanc, l'appétit est devenu beaucoup plus constant; il porteroit même le malade beaucoup au de-là des besoins du moment. Les nuits, autrefois si orageuses, sont devenues assez calmes et tranquilles. Déjà il en a passé plusieurs dans un sommeil long et profond, de six à huit heures consécutives; enfin, un tein frais et animé du coloris le plus brillant, vient encore augmenter le présage et l'espoir d'une santé prochaine, naguères encore le sujet du désespoir des disciples d'Esculape, même des plus chéris. Déjà depuis assez long-temps, ses seuls remèdes étoient l'usage mesuré de sa poudre saline, des fruits aigrelets et fondans de saison. Quelques cuillerées de vin d'absynthe, jadis appellées par les langueurs critiques de l'estomac, sont maintenant oubliées avec le prétendu besoin qui les avoit amenées sur la scène. Il continue encore l'usage mesuré de sa poudre, et celui du vin de Grave.

J'ai commencé ce petit choix d'observations à l'appui de la dissertation précédente, par l'histoire de cette maladie, quoiqu'elle ne soit pas encore tout à fait terminée; parce que de toutes celles que j'ai pu observer d'aussi près, aucune ne m'a paru donner une idée aussi étendue de la constitution maladive qui désole cette Ville, sous des dénominations si différentes, et depuis un temps que je ne saurois bien déterminer, (puisque toujours victime malheureuse des excès de la révolution, je ne l'habitois pas avant deux ans). J'ai commencé, dis-je, par cette histoire, parce qu'aucune autre ne m'a paru autant embrasser et confirmer le fond de la doctrine de cette dissertation, aussi méconnue qu'elle devroit être chère à l'humanité! En effet, quel principe de maladies variées et toutes différentes dans un même fond! Quel principe de destruction, s'il n'est connu, non en partie ou sous quelques-unes de ses formes externes seulement, mais dans sa nature, son ensemble, ses divers produits symptômatiques, ses causes primitives mêmes, si l'on veut jamais aspirer à une cure radicale! N'est-il pas assez évident, par exemple, que cette masse atrabilaire chargée de putridité et de gangrène, dont l'esquisse historique précédente nous présente les évolutions critiques sous tant de formes diverses, dut d'abord son origine à l'inertie primitive, soit originelle, soit acquise par l'influence de causes physiques et morales; de celles-ci sur-tout, dont les chances funestes d'une révolution désastreuse ont centuplé les effets! Le foie, comme organe glanduleux, cet organe, dont l'activité est si essentielle à la dépuration du sang, de ce sang grossier et chargé de principes bilieux qui lui sont destinés, doit sentir des premiers l'influence destructive des passions tristes. De-là ces engagemens pituitoso-bilieux qui lui sont propres; de-là nécessairement l'accumulation d'un sang épais et impur dans les départemens de la rate, de la veine porte et de toutes ses ramifications les plus reculées. Sur cette vase impure, roule le reste du sang; il se purifie même encore au dépend de la partie la plus foible; il augmente son fardeau à chaque impulsion qu'il reçoit d'un ressort plus vigoureux, jusqu'à ce qu'enfin la nature opprimée, emprunte de la constitution sympathique et organique de l'économie animale, des forces expulsives suffisantes pour essayer au moins de s'en débarrasser. Malheur alors à la partie la plus foible, à celle qui a le moins de force de réaction. Les poumons, le cerveau; quels efforts peuvent-ils alors opposer à une masse atrabilaire ainsi soulevée? Y succomber seroit le sort le plus ordinaire, si la nature toujours sage n'avoit soin le plus souvent de mesurer ses efforts, si ses ministres méconnoissant sa marche, ses procédés et ses écarts, n'avoient soin de détourner les orages, de régler sa marche et de mettre à profit ses efforts critiques pour l'expulsion de l'ennemi commun. Ces idées, je l'avoue, ne sont pas celles des médecins purement solidistes ou humoristes; mais semblable à l'abeille, j'aime à chercher sur chaque fleur le miel le plus propre à remplir nos rayons, le miel le plus salubre. Continuons à en voir les effets; voyons aussi si sans nous borner à l'écorce symptômatique, nous aurons à nous repentir d'avoir jeté, sur les causes des maladies qui nous désolent, un coup d'œil plus hardi et plus profond. Pour cela, je n'invoquerai pas l'autorité de Sthal, qui dit, je crois, quelque part : *sexcentorum morborum porta vena portarum.*

C'est le foie que j'accuse comme source première de ces maladies, c'est lui sur-tout que j'ai fixé, en composant le poudre saline qui me sert presque par-tout, comme agent principal pour combattre son foyer maladif. Le plus souvent, je le vois tomber avec une facilité étonnante, l'activité de cet organe se réveille, toutes les sécrétions se rétablissent, les excrétions critiques et de toute espèce se succèdent et se répétent, les douleurs disparoissent, les fièvres tombent, l'appétit, le sommeil et les forces se rétablissent; à moins qu'il reste quelque vice organique inhérent à la substance même de l'organe.

Passons encore aux exemples dans lesquels des accidens plus variés, ont exigé de ma part une attention plus suivie.

Deuxième observation.

Un citoyen de notre ville, des plus connus, des plus estimés et véritablement estimable, âgé de quarante à cinquante ans, tempérament bilioso-pituiteux, d'une corpulence très-frêle, d'une constitution très-sèche et très-délicate, me fit appeller le 12 Août 1802. Déjà, depuis plusieurs années, il étoit attaqué d'une difficulté de respirer, et d'une toux assez habituelle, à la suite de travaux de cabinet, d'application aux affaires et de contention d'esprit trop soutenus. Des accès d'asthme et de toux plus forts lui revenoient assez constamment de minuit à deux heures; tous les matins, il toussoit aussi avec beaucoup de violence, mais il expectoroit plus facilement. Jusque-là, il avoit cru n'avoir rien de mieux à faire que de supporter patiemment un hôte aussi incommode. Cependant, pressé par un point de côté qui lui remontoit, de la région de la rate, jusqu'au dessus du mamelon du même côté, par une toux plus opiniâtre et plus violente, par un accablement assez général, défaut d'appétit, etc. Il crut enfin devoir céder aux cris multipliés de la nature. Je lui trouvai le pouls assez vif et précipité, spasmodique, fébrile, abdominal; le malade avoit éprouvé plusieurs frissons. La bouche étoit pâteuse; le milieu de la langue étoit brun, sur base blanchâtre assez épaisse. La tête n'étoit pas très-douloureuse, la soif étoit modérée. Enfin, tout annonçoit, à mon avis, une sorte de fluxion de poitrine nerveuse, à base bilioso-pituiteuse, atrabilaire : le traitement fut dirigé en conséquence; il fut anti-spasmodique, anti-bilieux, résolutif, laxatif; on employa l'inspiration; les boissons furent, du suc de groseilles délayé, de l'eau de gruau légère, du petit lait de beurre. Les remédes, une potion saline avec la liqueur min. d'Hof.; des pastiles d'ipécacuanha et semblables. A l'extérieur, un emplâtre de poix de Bourgogne entre les épaules. Le troisième jour du traitement, aprés de nouveaux frissons, une nuit relativement beaucoup plus orageuse, une toux violente, une fonte considérable de pituite filandreuse et écumeuse; le point de côté s'étoit confiné vers la région de la rate. On avoit aussi employé quelques lavemens simples; ils avoient opéré. On appliqua sur le siége de la douleur, un large emplâtre de poix de Bourgogne; le reste fut continué d'une manière réglée, en alternant avec de petites portions de ma poudre saline incorporée avec de la gelée de groseilles. Le lendemain, après une nuit encore assez orageuse, difficulté de respirer, toux assez violente; le matin, fonte et expectoration de pituite un peu plus épaisse, le malade se trouvoit beaucoup plus calme sous tous les rapports, la langue étoit moins brune. On lui avoit fait passer dès la veille un bouillon fort léger, quelques quartiers de pêche détrempés de vin de Grave, on réitéra; il eut sans lavement plusieurs évacuations alvines. C'étoit pure matière atrabilaire et d'abord assez consistante. L'après-midi, à la suite de ces évacuations, il sentit une fusée faire explosion du bas ventre, et s'élever à la gorge avec affluence et crachottement de pituite plus ou moins épaisse et écumeuse. Déjà, le soir, la gorge étoit prise et gonflée; il continua ses remèdes, on employa quelques légers gargarismes appropriés. Le lendemain, après une suite d'agitations et de fusées, toute l'arrière-bouche, le voile du palais, la luette, l'arcade, les pillers étoient tapissés d'aphthes à bases pourpres; la difficulté d'avaler étoit grande. On appliqua un vésicatoire à la nuque; on employa successivement le petit balet imbibé de miel-rosat et d'acide sulfurique, muriatique; pour gargarisme, une décoction de quinquina aiguisée des mêmes acides. Les aphtes se reproduisoient et tomboient successivement. Cependant, on s'efforçoit de diriger les mouvemens vers la peau, au moyen d'une décoction légère de quinquina avec l'esprit de *mindererus* (acétite d'ammoniaque); on alternoit cette potion avec une émulsion de camphre et de nitre; on faisoit filer, dans l'intervalle, un peu de tamarin. On avoit réussi depuis deux à trois jours, à diminuer les fusées à la gorge; elles étoient remplacées par des sueurs, et autour du col sur-tout, par des pustules pourpres à pointes blanches; le ventre étoit libre au moyen des lavemens simples qu'on employoit à la chute de sueurs, qui paroissoient le matin; c'étoit dans le fort des chaleurs. La température de l'atmosphère vint à changer tout à coup d'une manière frappante; malgré les précautions et les moyens, les sueurs sont arrêtées. Il survient par le ventre des décharges répétées et attrabilaires; les dernières, beaucoup moins consistantes, étoient teintes de stries sanguinolentes, et furent suivies d'accidens dyssentériques: douleur paroissant partir de l'hypocondre gauche, ténesme, dysurie, strangurie, effusion d'un sang plus ou moins pur, plus ou moins mêlé de sérosité; deffaillances subséquentes. Le malade salit quelquefois de seize à vingt serviettes en moins de deux heures. Outre les moyens précédens, et surtout la potion camphrée, que l'on rapprocha, le malade prit assez d'ipécacuanha pour qu'il en résultât quelques secousses proportionnées à ses forces. Le ventre étoit devenu inaccessible aux lavemens, même les plus doux, les plus calmans; le rectum sortoit et sembloit entrer en convulsion au moindre contact. Des onctions d'huile d'olive sur le ventre, des fomentations émollientes, anodines; quelques sections de petites chandelles, ou suppositoires, procurérent un calme évident; les déjections furent moins sanguinolentes, plus séreuses, enfin, du quatrième au cinquième jour, parut une selle toute glaireuse, et ensuite, plusieurs autres bilieuses plus ou moins brunes. Dès ce moment, les mouvemens se reportèrent vers la peau et des fusées vers la gorge (l'atmosphère s'étoit adoucie); mais les aphthes, quoique fort abondans encore, et plus éparpillés par toute la bouche, étoient moins profondément rattachés, et sur une base plus vermeille; ils cédèrent aux mêmes moyens avec d'autant plus de facilité, que des pustules à peu près semblables vinrent à s'établir autour du vésicatoire, qui avoit été entretenu et ranimé selon les circonstances, et dessous l'emplâtre de poix de Bourgogne, que l'on avoit continuée et renouvellée au côté gauche, en y suivant les mouvemens plus ou moins douloureux que le malade énonçoit. Dans ce moment, on avoit un peu écarté les potions de quinquina et de camphre, pour insister davantage sur le tamarin; les nuits mêmes étoient moins agitées; il s'étoit établi quelques sueurs plus générales dans les matinées; le pouls avoit été alternativement abdominal, irrégulier, et ensuite plus vif, plus souple et plus développé, selon la direction des mouvemens critiques; le ventre s'étoit de nouveau déchargé à diverses reprises, et de matières bilieuses, atrabilaires; les urines depuis les premiers jours n'avoient rien fourni de critique, elles étoient restées en assez petite quantité, blanchâtres, sans nuages ni dépôts véritablement critiques; la tête étoit restée assez libre, aprés les premiers jours, la poitrine également, aprés la première éruption aphtheuse à la gorge. Le fond des boissons avoit toujours été le même; la diète légère, fortifiante, selon l'état du malade, et mêlée de beaucoup de bons raisins et de pêches au vin. Le lendemain de l'éruption autour du vésicatoire, et dessous la poix de Bourgogne, il n'en restoit qu'un rouge fort vif, des démangeaisons. Le même jour, le soir, un gonflement à la malléole externe du pied droit, nous fit pronostiquer de la goutte pour le lendemain. Il y survint en effet, outre le gonflement, une rougeur et une douleur assez considérable. Une suite de fonte plus ou moins bilieuse ou atrabilaire ramenèrent bientôt le pied à l'état naturel ; il n'y resta plus qu'un léger gonflement sans douleur. Mais toute l'étendue de la surface interne de la cuisse droite s'est gonflée à son tour, quoique sans douleur, et reste encore ondoyée de pourpre. Au reste, le malade est presque tout à fait en état de santé, même du côté de la poitrine ; mais, quoiqu'il soit déjà sorti en voiture, la fonte bilieuse se continue encore de deux jours l'un. Ce 23 Septembre 1802.

Troisième observation.

Une femme de soixante-six à soixante-dix ans, attaquée d'abord d'une langueur toujours croissante, se plaint, le 13 Août 1802, d'un grand mal de tête et d'accablement de tous les membres. Elle avoit eu à plusieurs reprises des commencemens de foiblesses, des frissons réitérés, suivis d'une réaction fébrile très-considérable, et de beaucoup de chaleur. La langue, blanche et épaisse à sa circonférence, étoit recouverte, de sa pointe à sa base, d'une couche bilieuse, brune, avec une altération d'abord assez considérable. La poitrine étoit prise, la toux très-fréquente, la respiration fort gênée. Les crachats étoient assez rares et pituiteux.

Durant le jour, la malade presque toujours affaissée dans le lit, retomboit sans cesse sur elle-même. Le soir, le redoublement principal étoit fort, la nuit, fort orageuse, souvent avec délire plus ou moins évident. Elle prit pour tout remède ma poudre saline, sous formes différentes, dirigée et graduée selon ses besoins. Pour boissons, la limonade au vin de Grave, l'infusion de fleurs de sureau au syrop de vinaigre, de l'eau d'orge légère, etc. Cette poudre devint successivement expectorante, sudorifique, duirétique, laxative. Déjà le 17, la malade se trouvoit beaucoup mieux sous tous les rapports. Le 21, elle resta levée une bonne partie de la journée. Elle ne veut plus de remèdes, me congédie et commence à se livrer à divers écarts. Le 30, je suis rappellé; la malade étoit retombée dans son premier état, et paroissoit ne devoir pas passer la journée, si elle n'étoit secourue efficacement. La langue étoit recouverte d'une nouvelle couche bilieuse, atrabilaire. Je la remis aussitôt à son remède, j'y ajoutai des pastilles d'ipécacuanha pour dégager plus promptement la poitrine; je prescrivis des sinapismes aux pieds; la boisson principale étoit la limonade au vin de Grave comme la première fois. Du 6 au 7 Septembre, des sueurs critiques qui se prolongeoient une grande partie de la matinée, avoient aussi réduit considérablement un engagement douloureux de tous les membres. Il avoit presque disparu. Nouvelle imprudence, transpiration arrêtée, reflux arthritique, frénésie violente. Des sinapismes y avoient remédié promptement en rappellant la matière arthritique aux extrémités inférieures. Le 9, nouveau congé, nouvelles imprudences, nouveaux écarts. Le 13, nouvelle rechute, indigestion, frissons réitérés, défaillances, vomissemens bilieux; sur la langue, nouvelle couche atrabilaire, reflux à l'intérieur d'anciennes concrétion arthritiques, suffocation, foiblesses, face hypocratique, danger très-éminent. Les mêmes moyens aidés de sinapismes, emplâtres, bains de pieds et jambes selon les circonstances, l'ont encore remise sur pieds. Ce 23 Septembre 1802.

Quatrième observation.

Un maître cordonnier, âgé de quarante à cinquante ans, tempérament sanguin devenu mélancolique, assez fort, me fit appeller vers le quatrième de Novembre 1801. Il étoit malade depuis neuf à dix jours; on l'avoit d'abord saigné deux fois, émétisé une fois; il avoit pris ensuite de la crême de tartre en assez grande proportion. C'étoit, avoit-on dit d'abord, un catharre, un échauffement. Quoiqu'il en soit, cette maladie avoit préludé, au moins dix jours avant, par un abattement manifeste, défaut d'appétit, maux de tête, etc. Vers le neuvième, dans la matinée, je trouvai le malade fort affaissé, accablé de la tête et de tous les membres (adynamie); le pouls étoit très-foible, lent et peu régulier (ataxie), la figure rouge et gonflée présentoit des tâches de pourpre. La poitrine, les bras en étoient aussi marqués. Il y avoit assoupissement, les nuits étoient plus orageuses; il y avoit du délire. Je prescrivis des boissons plus substantielles, anti-septiques, anti-bilieuses, acescentes; je fis aiguiser le petit lait de tartrite d'antimoine (tartre émétique); j'ordonnai un peu de vin blanc léger, et le lendemain une poudre composée de nitre et de camphre à doses graduées. Le transport à la tête céda d'autant plus facilement aux cataplasmes émolliens, aux sinapismes aux pieds, que la peau commença à s'ouvrir le jour suivant au matin. La poitrine fournit peu d'expectoration, parce qu'elle n'étoit guère engagée; les urines ensuite commencèrent à présenter des dépôts blanchâtres, briquetés, des nuages; le ventre à fournir journalièrement, soit par l'impulsion seule du tartre émétique, soit qu'il fût aidé d'un lavement simple, une ou deux selles de matières très-fétides, plus grasses, plus bilieuses, plus ou moins jaunes, vertes ou brunes;

il fournit aussi plusieurs vers. Ces voies de dépuration s'ouvrirent d'une maniére de plus en plus favorable. Le noir et la crasse de la langue achevèrent de se dissiper, le calme et le sommeil commencérent à se rétablir, et firent place à une nourriture légère, toujours acescente et proportionnée à l'état et aux forces du malade. Il entra en convalescence environ quinze jours aprés ma première visite.

Cinquième observation.

Peu de temps aprés, son premier compagnon, âgé de vingt-quatre à trente ans, constitution assez foible, tempéramment mélancolique, aprés au moins sept à huit jours de plaintes sur sa santé, passa à danser, etc. une partie de la nuit. Je fus appellé deux jours aprés. Il me dit avoir gagné un échauffement et s'être refroidi ensuite; il demandoit à être saigné. Je le trouvai accablé de tous les membres, un peu oppressé et n'osant tousser, disoit-il, à cause d'une douleur de tête qui augmentoit alors avec violence, de même qu'un point d'ailleurs peu considérable vers le sein gauche. L'altération étoit grande, la bouche pâteuse, la langue blanche et chargée de jaune, il y avoit tendance à la sueur, le pouls étoit assez précipité, plein, mais sans dureté ni rémittence; il sembloit plutôt fuir

fuir sous les doigts qui le pressoient. Je prescrivis de l'eau d'orge acidulée avec du citron, de l'infusion de fleurs de sureau aussi acidulée, je lui fis donner, d'une manière réglée, une poudre composée de nitre et de tartre stibié, que je fis filer dans son eau d'orge. Le lendemain matin, le malade avoit bien sué de tout le corps, ses urines présentoient quelque léger nuage, le malade avoit expectoré avec assez d'aisance, le point de côté étoit disparu, l'accablement des membres étoit diminué de même que le mal de tête; je prescrivis un lavement simple et fis insister sur les mêmes moyens. Le jour suivant, le matin, le malade étoit encore mieux sous tous les rapports, en conséquence d'une nouvelle sueur plus abondante encore; dans les urines, nouveau nuage. Le malade avoit dormi assez tranquillement; presque plus d'accablement, ni de douleur. Je prescrivis encore un lavement simple. Dans la journée, il y eut plusieurs selles critiques et assez consistantes. La nuit suivante, le malade dormit très-bien. Le lendemain, il fut à l'hôpital civile, il l'avoit demandé deux jours avant, parce qu'il n'avoit point de quoi continuer à se faire soigner. Mais comment se fit-il, que malgré l'état où je le laissai, malgré mes avertissemens au sujet de la saignée, on s'y décida huit jours après, à ce que j'appris ensuite, à lui faire subir cette oppération au pied? Comment se fit-il qu'aussitôt aprés, il entra dans un délire furieux; qu'avant de guérir il eut le derrière et le lieu des vésicatoires marqués de gangrène? C'est ce que j'ignore et que je ne saurois concevoir, à moins qu'il fût resté à l'intérieur, dans le département de la veine porte, un foyer atrabilaire, et que ce foyer n'eût encore essentiellement vicié le tissu d'aucun organe. J'entends un foyer de bile non séparée, ou plutôt de matière bilieuse non séparée, non dépurée, non renouvellée à cause de l'inertie ou du retard de l'activité dépuratoire du foie, et par suite nécessaire de la rate, de tout le système de la veine porte et ses sources multipliées. Ce qu'il y a de certain, c'est que cette supposition n'est pas neuve dans sa plus grande partie, qu'elle est fondée sur une saine physiologie pathologique, et que depuis long-temps, elle m'a assuré et m'assure encore tous les jours de nouveaux succès, dans la cure des maladies même les plus difficiles.

Cognitâ enim causâ, faciliùs tollitur cognitus morbus.

Sixième observation.

Un marchand fabricant de tabac, âgé de 48 ans, tempérament pituitoso-bilieux, ou plutôt mélancolique, contrarié depuis long-temps par des inquiétudes de commerce, etc. grand mangeur, mais aussi grand travailleur, avoit été, depuis environ deux ans, sujet à des douleurs de colique, qu'il rapportoit entre le fond de l'estomac et le nombril; elles se reproduisoient sur-tout, peu de temps après son dîner. Au commencement de Novembre 1800, après quelques jours de dégoût, de pesanteur à l'estomac, il reprit de l'appétit, s'y livra trop, et la nuit suivante, il eut une indigestion avec colique; il en évacua la prétendue matière par haut et par bas; mais il lui resta un point de côté vers la quatrième à cinquième vraie côte du côté droit, en tirant vers le *sternum*; la difficulté de respirer étoit si grande qu'elle menaçoit de suffocation: l'expectoration étoit très-difficile, la toux très-fréquente; mais elle ramenoit, par intervalles, un peu de pituite collante, quelques stries de sang. Il avoit paru quelques légers saignemens de la narine droite; de la douleur à l'épaule du même côté. Le pouls étoit d'abord assez fort et précipité, sans être très-dur, le soir et le milieu de la nuit sur-tout, étoient fort orageux. Des moyens fort ordinaires avoient été employés. Le résultat d'une consultation éloigna la pensée de la saignée, l'ipécacuanha, employé à doses graduées, agit d'abord comme vomitif et purgatif; il fut ensuite dirigé vers la peau au moyen d'un sel neutre. Le malade fut soulagé du matin au soir; alors l'orage reparut, l'éther sulfurique le tira plusieurs fois du danger de suffocation. Souvent, le jour, le pouls paroissoit à peine fébrile; les boissons foibles étoient celles qui passoient le moins. Le bouillon ordinaire, un lait de poule à base de café, un peu de vieil hydromel, lui ouvroient l'estomac et soutenoient les battemens irréguliers d'un pouls chancelant. Le vésicatoire appliqué d'abord sur le lieu de la douleur, mais sans effet, peut-être parce qu'il n'y fut pas contenu, fut transféré aux deux jambes; mais il n'y produisit encore aucun effet, jusqu'à ce que, pressé par le danger éminent de suffocation, où se trouvoit le malade, l'on conclut de passer à l'usage d'une poudre composée de camphre, de kermes minéral, de nitre, de mercure doux et de sucre blanc avec quelques gouttes d'huile essentielle de menthe. Le malade n'en eut pas plutôt pris d'une demi à une heure, qu'il sentit un élancement douloureux s'étendre sur toute la longeur de l'extrémité inférieure droite; le genou, la jambe, l'articulation du pied, et en même-temps, un soulagement marqué du côté de la poitrine. C'étoit l'après-midi; le soir, les vésicatoires avoient opéré considérablement, du côté droit sur-tout. Le pied droit étoit gonflé vers les malléoles. Le remède fut continué à doses réglées; on alternoit de deux en deux heures avec une décoction légère de quinquina, à laquelle on avoit ajouté de l'esprit de *mindererus*, mais en petite quantité. Chaque remède avoit son tour à quatre heures d'intervalle. Entre les remèdes, on faisoit passer, autant qu'on le pouvoit, des boissons délayantes, adoucissantes, légérement diaphorétiques, acescentes. L'expectoration devenue moins difficile, devint aussi un peu plus abondante. La toux cependant étoit toujours trop violente et trop fréquente, sur-tout le soir et la nuit. Alors sur-tout, la respiration devenoit aussi plus difficile; le malade ne pouvoit se coucher ni reposer, à moins qu'il fût presque sur son séant. Il ne pouvoit se tenir que sur le dos ou le côté droit. Le point douloureux subsistoit toujours, mais en moins. Dans cet état de chose, il commença à paroître, d'une manière plus suivie, des évacuations critiques, quelques crachats qui paroissoient comme de colle-forte, les urines déposoient vers le matin; en général, les sueurs s'étendoient de plus en plus; quelques selles sur-tout, étoient bien décidément critiques; elles étoient fétides, mêlées de vers, assez souvent de consistance de terre glaise, d'un jaune-vert. Elles avoient passé par divers degrés de consistance et de nuance, tantôt presque noires, tantôt jaune-brunes, huileuses. Ces diverses évacuations sembloient se reproduire en cercle. Déjà, deux couches fort brunes, à base blanchâtre s'étoient détachées successivement; la toux, qui avoit beaucoup diminué de fréquence et de continuité, revenoit encore par accès, sur-tout le soir et la nuit; l'expectoration toujours de matière collante, étoit aussi toujours difficile. Une poudre de nitre et de tartre stibié à petites doses, et filée dans une des boissons du malade, d'une manière réglée et proportionnée à la dépuration que son état sembloit exiger dans le moment, remplaça la poudre ci-devant mentionnée, parce que le malade en étoit rebuté. Elle soutint alors les dépurations que l'autre avoit commencées, au point que, de la fin de Décembre au commencement de Janvier, le malade impatient et se croyant presque guéri, crut enfin pouvoir s'affranchir de la servitude du régime. En conséquence, il se livra trop à son appétit, il commença à s'appliquer à ses affaires, il se promena, resta exposé au froid. Mais bientôt, des frissons répétés, perte d'appétit, des forces, du sommeil, qu'il avoit en partie recouvré. Nouvel état de recrudescence et d'irritation, de toux et de douleur, alors au côté droit, vers la partie supérieure du foie et le diaphragme. Enfin, quoiqu'à sept lieues de distance, il arriva que je fus présent à l'éruption d'un abcés, que je jugeai être hépatique. Au signal donné par la nature, j'en sollicitai l'entière évacuation par haut et par bas. On employa ensuite les détersifs, anti-bilieux, acescens, une diète légérement restaurante, mêlée de végétaux amers, acescens, de cresson. Pour remède, successivement, un peu de sa dernière poudre et d'extrait de trefle d'eau. On y joignit la promenade, l'exercice du cheval, autant que la saison et les forces du malade pouvoient le permettre. Du soir au lendemain, il expectoroit trois à quatre livres de matiéres glaireuses et purulentes, quelquefois mêlées sang. Sa toux étoit évidemment hépatique d'origine; elle étoit aussi devenue pulmonaire. Au milieu de l'un de ces accés horribles, le malade crut sentir se détacher des côtes, une masse qui retomba dans le bas ventre. Il parut ensuite un dépôt dur et crétacé entre la clavicule et le sein droit. On y appliqua un exutoire, qui parut n'en rien tirer. Que pouvoit-on en attendre sous ce rapport? Cependant, à la longue, il disparut. N'a-t-il pas contribué à réveiller localement l'énergie de la nature? Quoiqu'il en soit, le malade reprit un peu de force; l'appétit étoit vorace, la toux, quoique toujours fatiguante et accompagnée de crachats épais et visqueux, étoit notablement diminuée de force et de fréquence. La matière de l'expectoration étoit souvent mêlée de stries sanguinolentes, et presque toujours d'une matière jaune de bile, et assez dissoute. Sans cesse, le malade se plaignoit du mauvais goût que lui laissoit à la bouche cette matière; il prétendoit la sentir remonter en filets de la région du foie; souvent il avoit l'air de s'exciter à tousser, afin de s'en débarrasser. Les fonctions du ventre s'étoient régularisées. On atteignit la saison des herbes nouvelles, des fruits rouges, etc. Il y fut livré à discrétion, de même qu'à un exercice proportionné à ses forces; c'étoit la promenade, le cheval, quelque voiture, souvent assez rude. Enfin, depuis plus d'un an, le malade n'a plus d'autre ressentiment de cette succession de maux, qu'un peu plus de gène dans la respiration, et le matin, que très-peu de toux tendant à le débarrasser de quelques filets pituiteux, qu'il dit encore sentir quelquefois remonter.

Pour résumer, comment la cachexie atrabilaire peut-elle produire des maladies putrides, malignes, vermineuses, gangréneuses, etc. De ces maladies quelquefois si brusquement mortelles; quelquefois si longues et si variées dans leurs formes; d'autres fois, si traitresses dans leurs rechutes? Pour répondre à cette question, j'invoque tour à tour l'autorité, les faits et la raison. Mon autorité c'est toute la dissertation précédente, notamment chap. II, et l'axiome de Stahl, p. 133. Mes faits sont : 1°. ceux qui ont servi de base à cette dissertation et à l'axiome cité. 2°. Les observations rapportées à l'appui. 3°. Pour moi, une autre masse d'observations plus anciennes, et non moins concluantes. Mes raisons sont : l'activité productrice des causes précédentes. *Causes physiques* : mauvaise nourriture, mauvais régime, des boissons fortes, disposition héréditaire propagée, centuplée ; une atmosphère presque toujours en révolution, le plus souvent froid et humide. *Causes morales* : la guerre et ses misères, des passions turbulentes, le goût de l'intrigue, les secousses, les détraquemens nerveux qui en résultent, des positions affreuses, des anxiétés et des angoises.

Toutes ces causes, prises ensemble, ne suffissent-elles point pour resserrer, accumuler, altérer et élever à la corruption dans tous les degrés possibles? J'en atteste les annales du monde, de ses révolutions, de ses siècles de fer. Les famines, les maladies, même pestilentielles, sont-elles rares à leur suite? Heureux le génie qui a su mettre un terme à ces causes multiplées de destruction! Puisse-t-il encore par l'encouragement, en mettre un aussi à leurs tristes conséquences, et jusqu'au charlatanisme, qui, par-tout, flétrit, décourage la science, et ensevelit ses victimes et sa honte dans la nuit des tombeaux !

FIN.

TABLE

DES CHAPITRES ET MATIÈRES.

FIN DE LA TABLE.

www.ingramcontent.com/pod-product-compliance
Ingram Content Group UK Ltd.
Pitfield, Milton Keynes, MK11 3LW, UK
UKHW020605180726
13838UKWH00001B/439